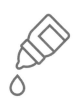

JN009052

リハベーシック

薬理学・
臨床薬理学 第2版

内山 靖・藤井浩美・立石雅子 編

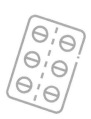

医歯薬出版株式会社

執筆者一覧

▌編集者

内山　靖（うちやま　やすし）　名古屋大学大学院医学系研究科予防・リハビリテーション科学　創生理学療法学

藤井　浩美（ふじい　ひろみ）　山形県立保健医療大学保健医療学部作業療法学科

立石　雅子（たていし　まさこ）　一般社団法人日本言語聴覚士協会

▌執筆者（執筆順）

藤井　浩美（ふじい　ひろみ）　同　上

蓬田　伸一（よもぎだ　しんいち）　山形県立保健医療大学保健医療学部看護学科

本間　成佳（ほんま　しげよし）　高崎健康福祉大学薬学部薬学科

鈴木　由美（すずき　ゆみ）　山形県立保健医療大学保健医療学部作業療法学科

宮崎　雅之（みやざき　まさゆき）　名古屋大学医学部附属病院薬剤部

野田　幸裕（のだ　ゆきひろ）　名城大学薬学部病態解析学I

川勝　祐貴（かわかつ　ゆうき）　山形県立保健医療大学保健医療学部作業療法学科

伊藤　政明（いとう　まさあき）　高崎健康福祉大学薬学部薬学科

亀井　浩行（かめい　ひろゆき）　名城大学薬学部薬学科

毛利　彰宏（もうり　あきひろ）　藤田医科大学医療科学部レギュラトリーサイエンス分野

柴田　佳太（しばた　けいた）　昭和大学薬学部基礎医療薬学講座薬理学部門

倉田なおみ（くらた　なおみ）　昭和大学薬学部社会健康薬学講座社会薬学部門／臨床薬学講座臨床栄養代謝学部門

大滝　康一（おおたき　こういち）　北海道科学大学薬学部薬物治療学分野

佐々木英久（ささき　ひでひさ）　城西国際大学薬学部医療薬学科

This book is originally published in Japanese
under the title of：

RIHA-BASIC YAKURIGAKU/RINSHOUYAKURIGAKU
（Rehabilitation Basic；Pharmacology and Clinical Pharmacology）

Editors：
FUJII, Hiromi et al.
 Professor, Yamagata Prefectural University of Heath Sciences

© 2020 1st ed.
© 2024 2nd ed.

ISHIYAKU PUBLISHERS, INC.
 7-10, Honkomagome 1 chome, Bunkyo-ku,
 Tokyo 113-8612, Japan

シリーズの序

　このたび，リハビリテーションベーシック科目にかかわるシリーズを企画・編集しました．

　日本において，理学療法士，作業療法士および言語聴覚士の養成課程は，特に平成の30年間で，社会のニーズと規制緩和によってその数が急速に増加しました．この過程で，大学，短期大学，専門学校等の多様な学校形態と修業年限に加えて，主として夜間に開講されるコース等でも身近に学ぶことが可能となっています．また，2019年4月からは新たな高等教育機関として，専門職大学での教育が開始されたところです．

　これらの養成課程では，関連法令で国家試験受験資格を得るための教育課程が詳細に規定されています．その基本的な構成は，教養教育，専門基礎，専門科目に大別することができ，専門基礎と専門科目については各職種の特徴を踏まえた科学性とリハビリテーション（リハ）の理念に基づき良質なテキストが発行されています．

　教養教育については，歴史的にリベラルアーツとして一般教育を重視して，人文・社会・自然の諸科学にわたり豊かな教養と広い識見を備えた人材を育成するために構成されてきた経緯もあり，それぞれの養成課程で何をいかに学ぶのかについては十分な議論が成熟していません．

　近年のリハ専門職にあっては，従来の医学的な知見に加えて，再生医療，ロボティクス，データサイエンスとともに，多職種連携・チーム医療，社会保障制度の理解，法・哲学を包含した生命倫理等，学際的な基盤と実践適用に大きな期待が寄せられています．このような状況にあって，私たちシリーズ編集者は，リハ専門職の領域における教養教育のあり方について真摯な議論を重ねてきました．教養教育は，単なる専門教育の補完や予備的なものではないとの認識で，同時に，入学直後の学習意欲の低下を防いで初年時教育を効果的に展開し，生涯にわたって学び続ける姿勢を涵養し，時代の要請に応える創造性と基本的な課題解決能力を修得するための知恵をわかりやすい形で示すこととといたしました．

　幸いにも私たちの理想に多くの専門家から共感をいただき，見開き2ページのフォーマットによる解説と簡潔なイラストや図表により，高度な内容をわかりやすく簡潔に表すことができました．ご執筆いただきました先生方にはここにあらためて感謝申し上げます．あわせて企画の構想段階から医歯薬出版株式会社の五十嵐陽子取締役，小川文一執行役員，栗原嘉子様には多大なご協力をいただきましたことに心から感謝申し上げます．

　本シリーズはこの数年をかけて幅広い領域の内容を提示していく予定でおりますが，このような試みは先駆的で挑戦的なものでもありますので，読者の皆様から忌憚のないご意見をいただき，より成熟したものへと育てていただければと願っています．

2019年11月
シリーズ編集者
内山　靖・藤井浩美・立石雅子

第2版　編集の序

　このたび，リハベーシック『薬理学・臨床薬理学　第2版』を発刊する運びとなりました．本書は，2020年2月の発行から3年間で第5刷まで増刷を重ね，理学療法士，作業療法士および言語聴覚士のリハビリテーション専門職（リハ専門職）を目指す多くの学生の方々にご愛読いただきました．また，養成校の教員の方々からは「薬の知識がまったくない学生や初めて薬理学を学ぶ学生にもわかりやすく書かれている」「薬に関する基礎から応用までの功罪両面について興味を引くように説明がされていてよい」などの好評価をいただきました．他方，「リハ専門職が臨床でどう対応するか」や「リハ実施時の注意点」等，リハ実践につながる内容を追加してほしい旨のご要望もいただきました．

　そこで，第2版では，リハ専門職の方々に加わっていただき，日常業務の中で感じる薬剤に関する疑問や取り組みをコラムとして大幅に加筆いただきました．書籍の全体構成は，引き続き大学の講義を念頭に15回仕立てで，各章とも4つのキーワードで展開するように構成しました．さらに，CHAPTER 15の要点Checkを見直し，巻末には，最新の理学療法士，作業療法士および言語聴覚士国家試験過去問題を配置しました．本シリーズのもう1つの特徴であるキーワードごとのイラストや図表にも工夫を凝らしました．これらは，キーワードに沿ってまとめられた本文のエッセンスです．それぞれの内容をより具体的に理解する手助けになるものと期待しています．

　CHAPTER1で，「薬理学・臨床薬理学はおもしろい」とシリーズに共通した表題で，その学問体系への導入を図っています．本書のLECTURE1-1では「なぜ薬理学を学ぶか」，LECTURE1-2では「なぜ臨床薬理学を学ぶか」と題して，薬理学と臨床薬理学への学びの導入を図りました．

　COVID-19の世界的流行によって，創薬が脚光を浴び，新薬の開発期間やその安全性が幾度もマスコミで取り上げられました．リハ専門職は，生物レベルでのヒト，個人レベルでの人および社会レベルでの人間を理解する必要があります．そのためにも，リハ専門職の基礎である薬理学に加え，臨床薬理学のエッセンスを学ぶことが重要です．本書は，そのようなニーズに応える得るものと確信しております．

　最後に，第2版においても，内容の吟味，ご執筆，ご校正と多岐にわたってご支援，ご協力をいただきました山形県立保健医療大学の蓬田伸一先生に深謝いたします．

2023年10月

担当編集

藤井浩美

第1版　編集の序

　このたび，リハベーシック『薬理学・臨床薬理学』を発刊する運びとなりました．本書は，理学療法士，作業療法士および言語聴覚士のリハビリテーション専門職 (リハ専門職) を目指す学生の方々，そして，各々の資格を取得して臨床で活躍する皆さんに向けてまとめたものです．中身は，大学の講義を念頭に15回仕立てで，各章とも4つのキーワードで展開するように構成しました．項目立てに際しては，理学療法士，作業療法士，言語聴覚士の資格を有する編著者の協議に加えて，専門家のご意見を伺いつつ進めました．

　薬理学と臨床薬理学は，その学問体系が基礎と応用の関係にあり，各体系でさまざまな書物が刊行されています．リハ専門職にとって重要な薬理学と臨床薬理学は，2018年10月の理学療法士・作業療法士学校養成施設指定規則等改正に伴って，さらに重要な科目となりました．そこで，リハ専門職に造詣の深い専門家の方々にリハ専門職に向けて知識や技術のエッセンスをわかりやすく解説いただいた点が本書の第一の特徴です．

　CHAPTER1では，「薬理学・臨床薬理学はおもしろい」とシリーズに共通した表題で，その学問体系への導入を図ります．LECTURE1-1「なぜ薬理学を学ぶのか」，LECTURE1-2「なぜ臨床薬理学を学ぶのか」では，薬理学・臨床薬理学への学びの導入を図りました．本シリーズのもう1つの特徴として，キーワード (LECTURE) ごとにイラストや図表を載せた点です．これらの図表は，キーワードに沿ってまとめられた本文のエッセンスです．それぞれの内容をより具体的に理解する手助けになるものと期待しております．

　少子高齢社会の日本では，リハ専門職による地域包括ケアシステムへの参画が期待されています．病院や施設のみならず，地域在住の方々に高品質なサービスを提供するためには，リハ専門職の教養の根幹である薬理学に加え，臨床薬理学のエッセンスを学ぶことが必須です．本書は，そのようなニーズに応える得るものと確信しております．

　最後に，執筆者の選出から，内容の吟味，ご執筆と多岐にわたってご支援，ご協力をいただきました山形県立保健医療大学の蓬田伸一准教授に深謝いたします．

2019年12月

担当編集

藤井浩美

目　次

CONTENTS

CHAPTER 1　薬理学・臨床薬理学はおもしろい ················· 蓬田伸一・藤井浩美　10

LECTURE 1-1 ▶ なぜ薬理学を学ぶのか ··· 10
LECTURE 1-2 ▶ なぜ臨床薬理学を学ぶのか ··· 12
LECTURE 1-3 ▶ リハビリテーションに活かす薬理学・臨床薬理学 ·············· 14
LECTURE 1-4 ▶ 本書の構成と学び方 ··· 16

CHAPTER 2　薬が疾患の治療に使えるのはなぜか ····················· 蓬田伸一　18

LECTURE 2-1 ▶ 人体の成り立ち ·· 18
LECTURE 2-2 ▶ 生体のホメオスタシスと病気 ··· 20
LECTURE 2-3 ▶ 薬による疾患治療の本質 ·· 22
LECTURE 2-4 ▶ 薬と食物 (栄養素)・毒の違い ··· 24

CHAPTER 3　薬を理解するために必要な基礎知識 ····················· 本間成佳　26

LECTURE 3-1 ▶ 天然由来の薬なら安全か？ ··· 26
LECTURE 3-2 ▶ 薬と「標的」との結合 ··· 28
LECTURE 3-3 ▶ ほとんどの薬は人間にとっては「異物」である ·············· 30
LECTURE 3-4 ▶ 病気そのものを治す薬は限られている ···································· 32

CHAPTER 4　薬の概念と分類 ··· 本間成佳　34

LECTURE 4-1 ▶ 生理活性物質と薬の作用①神経伝達物質 ······························· 34
LECTURE 4-2 ▶ 生理活性物質と薬の作用②ホルモン・オータコイド・サイトカイン ··· 36
LECTURE 4-3 ▶ 同じ薬でも異なる呼び名がある ··· 38
LECTURE 4-4 ▶ 薬局で買える薬・買えない薬 ··· 40

CHAPTER 5　薬の作用はどのように発揮されるか ····················· 伊藤政明　42

LECTURE 5-1 ▶ 薬物の標的となる生体内機能分子 ··· 42
LECTURE 5-2 ▶ 薬物の用量と作用の関係 ·· 44
LECTURE 5-3 ▶ 薬物の作用と副作用 ··· 46
LECTURE 5-4 ▶ 薬物の副作用と有害反応 ·· 48

| CHAPTER 6 | 生体内での薬の動き | 伊藤政明 | 50 |

LECTURE 6-1 ▶ 薬物の血中濃度 50

LECTURE 6-2 ▶ 薬物の吸収と分布 52

LECTURE 6-3 ▶ 薬物の代謝 54

LECTURE 6-4 ▶ 薬物の排泄 56

| CHAPTER 7 | 薬の作用に影響する因子 | 亀井浩行 | 58 |

LECTURE 7-1 ▶ 薬が効きすぎる人・効きにくい人 58

LECTURE 7-2 ▶ 薬の作用と加齢の影響 60

LECTURE 7-3 ▶ 薬と薬の相互作用 62

LECTURE 7-4 ▶ 薬と食物・健康食品の相互作用 64

| CHAPTER 8 | 薬の使い方 | 毛利彰宏 | 66 |

LECTURE 8-1 ▶ 剤形 (薬のかたち) 66

LECTURE 8-2 ▶ 薬の投与設計とその狙い 68

LECTURE 8-3 ▶ リスクマネジメント 70

LECTURE 8-4 ▶ 薬物依存と耐性 72

| CHAPTER 9 | 感染・炎症の制御と薬物療法 | 蓬田伸一 | 74 |

LECTURE 9-1 ▶ 感染と炎症の病態 74

LECTURE 9-2 ▶ 感染症治療薬の作用機序と注意事項 76

LECTURE 9-3 ▶ 炎症反応と抗炎症薬 78

LECTURE 9-4 ▶ 抗炎症薬の効果と有害作用 80

| CHAPTER 10 | 神経疾患の薬物療法 | 柴田佳太・倉田なおみ | 82 |

LECTURE 10-1 ▶ 脳梗塞の発症機序と治療薬 82

LECTURE 10-2 ▶ パーキンソン症の発症機序と治療薬 84

LECTURE 10-3 ▶ 薬物によって生じる運動機能障害 86

LECTURE 10-4 ▶ 運動機能障害を有する患者への服薬指導 88

| CHAPTER 11 | 精神疾患の薬物療法 | 亀井浩行 | 90 |

LECTURE 11-1 ▶ 主な精神疾患とその発症機序 90

LECTURE 11-2 ▶ 精神疾患の治療薬	92
LECTURE 11-3 ▶ 精神疾患治療薬の有害反応	94
LECTURE 11-4 ▶ 薬物によって生じる精神障害	96

CHAPTER 12　循環器系疾患の薬物療法 ……………………………… 大滝康一　98
LECTURE 12-1 ▶ 主な循環器系疾患とその発症機序	98
LECTURE 12-2 ▶ 高血圧症治療薬とその有害作用	100
LECTURE 12-3 ▶ 狭心症治療薬とその有害作用	102
LECTURE 12-4 ▶ 不整脈治療薬とその有害作用	104

CHAPTER 13　疼痛の制御と薬物療法 ……………………… 宮崎雅之・野田幸裕　106
LECTURE 13-1 ▶ 痛みの種類と痛覚	106
LECTURE 13-2 ▶ 侵害受容性疼痛	108
LECTURE 13-3 ▶ 神経障害性疼痛	110
LECTURE 13-4 ▶ 鎮痛に用いられる薬物	112

CHAPTER 14　注意すべき頻用される薬物 ……………………… 佐々木英久　114
LECTURE 14-1 ▶ 代謝性疾患治療薬とその有害作用	114
LECTURE 14-2 ▶ 血液凝固抑制薬とその有害作用	116
LECTURE 14-3 ▶ 眠りの機序と催眠薬	118
LECTURE 14-4 ▶ 催眠薬の有害作用	120

CHAPTER 15　要点Check ……………………………………………………… 122

PT・OT国家試験過去問題 …………………………………………………… 135

ST国家試験過去問題 ……………………………………………………………… 143

文献一覧 ……………………………………………………………………………… 146
索　引 ………………………………………………………………………………… 147

コラム一覧

薬の名付けはこう決まる ———————————————— 本間成佳　13

薬学を学ぶことが必修化 ———————————— 蓬田伸一・藤井浩美　15

薬学部学生はどんなことを学ぶ？ ————————— 蓬田伸一・藤井浩美　17

薬剤師法24条（疑義照会）について ————————————— 蓬田伸一　17

ホメオスタシスとその限界 ———————————————— 蓬田伸一　21

薬剤師が病棟に入ってよくなったこと ——————————— 鈴木由美　23

医薬品とサプリメント・健康食品の似ている／異なっているところ ——— 本間成佳　25

大人の薬を半分にすれば子どもに飲ませても大丈夫？ —————— 蓬田伸一　27

研究・開発に取り組む薬剤師 ——————————————— 本間成佳　29

経口摂取しない薬の行き先は？ —————————————— 本間成佳　31

プラセボ効果 ———————————————— 宮崎雅之・野田幸裕　33

リハビリテーション時の注意点（口腔乾燥が生じる薬を服用している患者）——— 本間成佳　35

リハ専門職が服薬アドヒアランス向上にかかわるには？ ————— 川勝祐貴　37

患者が服用している薬から状態を探る ——————————— 鈴木由美　39

職種による有害反応の捉え方の相違 ———————————— 川勝祐貴　41

グレープフルーツ以外に気をつけるべき柑橘類と気にしなくてよい柑橘類 —— 大滝康一　55

NSAIDsは食後に服用しないと有害作用の発現が増加する可能性がある ——— 蓬田伸一　81

リハビリテーション時の留意点（ドパミンの謎）————————— 川勝祐貴　85

物質・医薬品誘発性精神疾患 ——————————————— 亀井浩行　97

リハビリテーション時の注意点（高血圧治療薬を服用している患者）————— 大滝康一　99

舌下投与の例 ———————————————————— 大滝康一　103

リハビリテーション時の注意点（不整脈治療薬を服用している患者）———— 大滝康一　105

鎮痛剤の段階（三段階除痛ラダー）————————————— 藤井浩美　111

リハビリテーション時の注意点（糖尿病治療薬を服用している患者）——— 佐々木英久　115

リハビリテーション時の注意点（抗凝固薬を服用している患者）———— 佐々木英久　117

リハビリテーション時の注意点（催眠薬を服用している患者）———— 佐々木英久　121

LECTURE 1-1 なぜ薬理学を学ぶのか

POINT

どんな薬物でも使い方を誤れば「薬」ではなく「毒」になる. 副作用を避けて安全にリハビリテーションを行うために薬理学を学ぶ.

1 薬理学とは

薬理学とは, 薬を使うとなぜ疾患の治療ができるのか, その**科学的な根拠**を明らかにする学問である.

薬がいつ頃から治療に用いられてきたのかはわからないが, 紀元前から天然物 (草根木皮) が治療に使われてきた. 現在, 疾患の治療のために用いられている医薬品の多くは化学合成されたものだが, 化学合成された医薬品が用いられるようになってまだ100年あまりしか経っていない.

薬理学は, 薬物[1]をはじめとする**化学物質**が生体や生体内の特定の**機能分子**[2]とどのような相互作用を引き起こし, 結果として**疾患の治療**に結びつくのかを明らかにすることを目的としている.

「クスリはリスク」といわれ, 化学物質である薬物はどのような薬物であっても使い方を誤れば人体に対して「薬」ではなく「毒」として作用する.

同じ化学物質が使い方によっては「薬」となり, またあるときは「毒」となるのはなぜなのか, その理由を知ることは, 服薬による**副作用 (有害作用**[3]) 発現を回避するために重要である.

[1] 通常の医薬品は有効成分の「薬物」を含んだ「薬剤」となる.
[2] 具体的には受容体や酵素, イオンチャネル等を指す.
[3] 薬理学の領域では「副作用」と「有害作用」は分けて考える (☞ LECTURE 5-4).

2 疾患治療の中心は薬物療法である

現代の医療では疾患治療のためにさまざまな手段・手技が用いられるが, 薬物による治療 (薬物療法) は現代医療の中心である.

医療の現場では「チーム医療」が推進されており, 薬物療法においては患者を中心として薬の専門家である**薬剤師**が, 医師や看護師等の医療チームと連携して治療にあたっている.

チーム医療のメンバーは, それぞれの専門性を活かして患者に最適な医療を提供するが, メンバー内での情報共有によりいっそう高いレベルの医療が提供可能となる. このため, 他の医療メンバーの業務にも関心をもつことが必要とされる.

3 日常生活と薬理学のかかわり

入院中はもちろんのこと, 日常生活においても医薬品を服用することは少なくない. また, 医薬品以外にもサプリメントや健康食品等, 身体へのさまざまな効果を謳った商品が販売されている. 医薬品の副作用は厳しく監視されているが, サプリメント等の安全性はどのように確認されているのだろうか.

薬理学では薬物を主な対象としているが, 生体内に取り込まれる物質はサプリメントや栄養とな

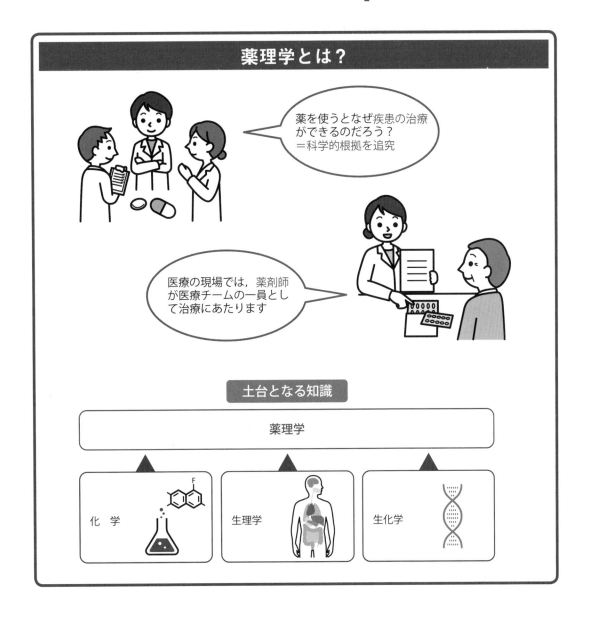

る食物も含め，すべて「化学物質」である．したがって，サプリメントや食物もすべてが安全というわけではなく，薬の作用にも影響を与える場合もある．

　薬理学で学ぶ「薬」についての知識は，薬物を含めたこれらすべての化学物質にあてはめて考えることができる．

4 薬理学を学ぶために必要となる基礎知識

　薬理学では薬物のさまざまな性質について学ぶ．薬物の多くは化学物質であるため，高校の理科（化学）の基礎知識はもっていることが望ましい．同時に，薬物を服用する人体についての十分な知識（生理学）や，薬物の作用対象となる細胞や遺伝子の働きについての知識（生化学）が必要となる（図）．

（蓬田伸一・藤井浩美）

LECTURE 1-2 ## なぜ臨床薬理学を学ぶのか

POINT
薬物に対する反応は一人ひとり異なり，投与方法や投与経路によっても異なる．その理由を理解するために，臨床薬理学を学ぶ．

---

1 臨床薬理学とは

　薬理学が細胞あるいは遺伝子から個体までさまざまな対象において薬物と機能分子の相互作用を解析する学問であるのに対して，臨床薬理学は<u>ヒト（人体）を対象</u>とし，薬物（薬剤）を疾患の治療を目的に用いたときのさまざまな事象について研究する学問である．

　一人ひとり性格や容姿が異なるように，薬物に対する反応も一人ひとり異なる．さらに，薬物の反応はその投与方法や投与経路によっても異なる．このような違いは何が原因で生じるのかを明らかにすることが臨床薬理学の目的である．

2 薬理学と臨床薬理学の違い

　臨床薬理学は薬理学の一分野で，薬理学を基盤として発展してきた．薬理学が細胞や細胞の機能分子と薬物の作用について観察しているのに対して，臨床薬理学では**薬物を投与したヒト**や**ヒトの疾患**について観察している．薬物によって**細胞の機能変化**が生じ，それが最終的に**個体（ヒト）全体での変化**を引き起こす．これが疾患の治療へとつながっていくが，臨床薬理学はここで生じる問題を解決していくための学問である．

　的確な薬物療法を実施するためには，薬理学的な知識と臨床薬理学的な知識が不可欠となる．「**薬効**（薬物の作用や効果）からみた薬物療法」が薬理学の考え方なのに対して，「**疾患**からみた薬物療法」が臨床薬理学の考え方ともいえる．したがって，臨床薬理学を学ぶためには疾患についての知識も必要とされる．

3 薬物療法における臨床薬理学の役割

　薬物が適切に使用されるには，その効果はもちろんのこと**安全性**が十分に確認されていることが重要である．薬物療法では安全性が確認された薬物が使用されるが，複数の薬物を併用した場合等すべての状況で安全性が担保されているわけではない．

　薬物療法を効果的かつ安全に行うため，医師や薬剤師は世界中で発信される新たな臨床薬理学の情報に常に注意を払っているが，新薬[※1]の使用や薬物の併用，あるいはサプリメントの摂取等により予期しない**有害作用**が生じる場合もある．その原因を明らかにし有害作用の発現を回避するため，臨床薬理学の役割は重要である．

※1　今まで治療で使われたことのない新しい機序の医薬品．

4 臨床薬理学を学ぶために必要となる基礎知識

　臨床薬理学では**疾患**を中心にして薬物の治療効果や有害作用等について学ぶ．疾患を理解するた

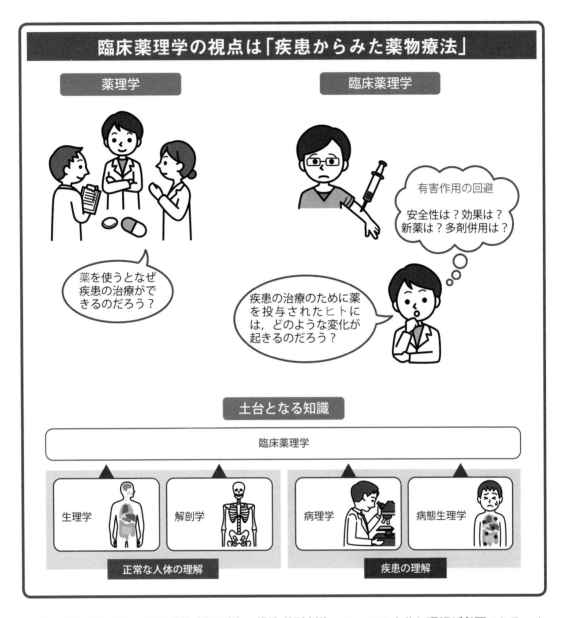

めには正常（健康）な**人体の機能（生理学）**や**構造（解剖学）**についての十分な理解が必要である．また，さまざまな疾患を理解するためには**病理学**や**病態生理学**の知識が必要となる．

（蓬田伸一・藤井浩美）

コラム 薬の名付けはこう決まる

　薬には3つの呼び名があるが（☞ LECTURE 4-3），そのうち商品名は製薬会社が独自に命名しており，薬の効果を表すおもしろい名付けが多い．たとえば，解熱鎮痛薬の『カロナール』は，「熱や痛みがとれて軽く（楽に）なる」が由来であり，不眠症治療薬の『マイスリー』は「MY SLEEP」が由来である．また，少し変わった名付けとして，アレルギー性疾患の治療薬である『ジルテック』は，ジルテックの一般名cetirizinの「cetiriz」を逆から読んだものである．　　　　　　　　　　　（本間成佳）

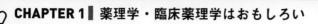

LECTURE 1-3 リハビリテーションに活かす薬理学・臨床薬理学

POINT
リハビリテーションを行うにあたっては，急性期・回復期・生活期にわたり薬物の影響（原疾患・併発疾患）を観察・考慮しなければならない．

1 薬理学と臨床薬理学を関連づけて学ぶ意味

薬理学は基礎科学的な側面が強いのに比べ，臨床薬理学は文字どおり臨床の，患者の疾患治療に直結した薬理学である．臨床現場での薬物療法における疑問の多くは臨床薬理学の知識で答えることができると思われるが，その理解には薬理学の知識が必要となる．

2 リハビリテーション専門職が薬理学・臨床薬理学を学ぶ意義

リハビリテーション（以下，リハ）の対象となる患者（自宅や施設での生活者を含む）のほとんどは，何らかの薬物の投与を受けている．したがって，薬物療法を受けている患者に対してリハを実施するにあたっては，当然ながら服用している**薬物の影響**を考慮しなければならない．

高齢化の影響でリハの対象となる患者は複数の疾患を併発している場合が多く，それぞれの疾患に応じた薬剤が投与されている．一般に，投与される薬剤の数が増えるほど副作用（有害作用）発現の可能性が高くなることが知られている．

リハを実施する際には，リハの対象となる**原疾患**を治療するための薬剤だけではなく，**併発疾患**の治療のために投与されている薬剤についても配慮する必要がある．

3 リハビリテーション専門職に期待されること

チーム医療において，各医療職はそれぞれの専門性を活かして患者の治療にあたると同時に，患者とのかかわりの過程で得られた情報を医療メンバーへフィードバック・共有することでよりよい治療を行うことができる．

リハ専門職は，患者と1対1でかかわることが多く，他の医療職と比べると直接かかわる時間が長い．その間に患者が抱えるさまざまな不安や疑問等について話を聞く機会が多く，服用している薬物について患者から質問を受けることもしばしばある．

リハ専門職は，急性期から回復期，生活期のすべてにかかわる．つまり，患者が薬物療法を継続しながら日常生活を取り戻し，生活者として再適応する全過程である．したがって，ベッド上だけではなく**日常生活**上あるいは，それに近い状態での**薬物の作用**や**副作用**を観察することになる．これは他の医療職では得ることが難しい，極めて有用な情報である．

4 薬理学・臨床薬理学の知識は不可欠

リハ専門職が薬物療法に直接かかわることはあまりない．患者の薬物療法にかかわる専門的な疑問は，薬物の専門家である薬剤師や医師に任せるとしても，リハを行う中で，患者がもっている薬に対しての不安や疑問を解消することはできる．

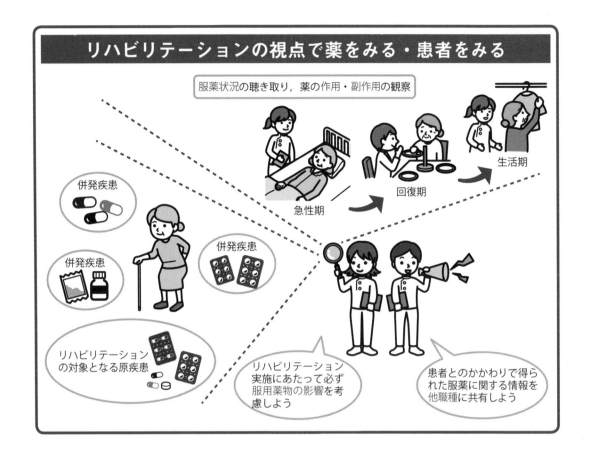

同時に，リハのアプローチと薬物療法の相違を見極めるためには，薬理学・臨床薬理学の知識が不可欠である．

コラム　薬理を学ぶことが必修化

　2018年10月5日に公布された理学療法士・作業療法士の改正指定規則では，専門基礎分野「疾病と傷害の成り立ち及び回復過程の促進」の科目で4単位が増やされ，「栄養，薬理，医用画像，救急救命および予防の基礎」を必修とすることが示された．これに伴い，2024年から適用される理学療法士・作業療法士国家試験出題基準の出題範囲に薬理学が追加された．

　リハビリテーションを受けている患者の多くは薬物治療も受けており，服用している薬物によってはリハビリテーションの施行にも影響を与える可能性がある．また患者は医薬品だけではなく，サプリメント等の健康食品を摂取している場合もあり，薬理学・臨床薬理学ではこれらの作用についても学ぶことになる．リハビリテーション専門職が薬理学・臨床薬理学を学び，その知識を修得することを求められているのは「国家試験に出題されるから」ではなく，時代の要請といえよう．

（蓬田伸一・藤井浩美）

LECTURE 1-4 本書の構成と学び方

POINT

本書では基礎的な薬理学から臨床薬理学までを段階的に学び，リハビリテーションの対象となる患者が服用している可能性が高い薬物への理解を深めていく.

1 本書の構成

　本書は，リハ専門職を目指す学生のための，薬理学・臨床薬理学の入門書として作成された.第1章ではイントロダクションとして，薬理学や臨床薬理学がどのような内容の学問なのか，また，リハ専門職がこれらを学ぶ必要性について記した.

　第2章では，薬理学を学習する前に，**病気（疾患）**とはどのような状態か，またその**治療**に薬物が使用できる理由について概説する.

　第3章〜第6章では，薬理学の基礎として，「**薬が効く**」とはどのようなことなのか，身体の中では何が起こっているのかを説明する.また，**薬物の動き（動態）**についても説明する.

　第7章，第8章では，臨床薬理学の知識として，患者に薬物を投与した場合に観察される反応の多様性や，**薬物相互作用・薬物食物相互作用**について説明する.また，薬物の形（剤形）による薬効発現の違いや，薬物の投与回数・投与時間等がどのような科学的事実に基づいて決定されているのかを説明する.

　第9章〜第14章では，**リハの対象となる患者**が服用している可能性の高い薬物について説明する.本書は薬理学・臨床薬理学の入門書として作成されたため，すべての代表的疾患治療薬については記載されていない.したがって，本書に掲載されていない疾患の治療薬については，他の成書を参照されたい.

　第15章では，「要点Check」として確認問題が掲載されている.自分の学習の成果を確認してほしい.

2 学び方のヒント

　これまでに述べてきたとおり，薬理学・臨床薬理学を学ぶためには生理学や病理学等，他の専門基礎科目についての知識が必要である.薬理学・臨床薬理学はカタカナの薬品名や作用機序等学習すべき事項が非常に多く，すべてを丸暗記で済ませようとするのは困難である.

　疾患がどのような原因で発症し，何をどうすればその疾患を治療できるのかを的確に説明することができれば，おのずと用いるべき薬物は決まってくる.薬品名は暗記が必要だが，最初から身構えずに，自分の中で整理して学習を進めていってほしい.

（蓬田伸一・藤井浩美）

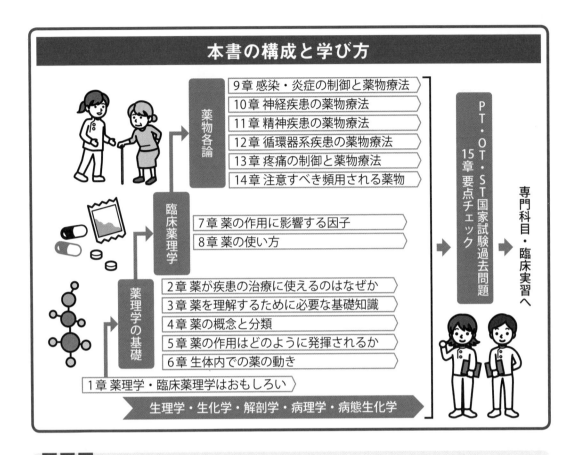

本書の構成と学び方

薬物各論
- 9章 感染・炎症の制御と薬物療法
- 10章 神経疾患の薬物療法
- 11章 精神疾患の薬物療法
- 12章 循環器系疾患の薬物療法
- 13章 疼痛の制御と薬物療法
- 14章 注意すべき頻用される薬物

臨床薬理学
- 7章 薬の作用に影響する因子
- 8章 薬の使い方

薬理学の基礎
- 2章 薬が疾患の治療に使えるのはなぜか
- 3章 薬を理解するために必要な基礎知識
- 4章 薬の概念と分類
- 5章 薬の作用はどのように発揮されるか
- 6章 生体内での薬の動き

- 1章 薬理学・臨床薬理学はおもしろい

生理学・生化学・解剖学・病理学・病態生化学

PT・OT・ST国家試験過去問題
15章 要点チェック

専門科目・臨床実習へ

コラム 薬学部学生はどんなことを学ぶ？

　薬剤師になるには，薬学部に入学し6年間の課程を修了後，薬剤師国家試験に合格する必要がある．以前，薬学部は4年制であったが，2012年4月以降は6年制の薬学教育を受けた薬剤師が地域で活躍している．学部での6年間で薬に関する知識の他に幅広い分野を学ぶ．「薬学は雑学」といわれ，化学物質である薬の特性や，物理化学的な性質，化学物質の分析法をはじめ，薬と生体や細胞とのかかわり，さまざまな疾患と薬物療法について学ぶ他，公衆衛生や環境衛生等についても学ぶ．日本の薬学部では歴史的に「薬を創る（創薬）」ことに重点が置かれ，薬品合成のための化学（有機化学）や学内実習（実験）の時間が多くとられている．これらの講義・実習の他に6年制の薬学部では薬剤師教育として臨床実習が行われている．薬と人体との関係についての講義が多い一方で筋骨格系の解剖学や運動学に充てられる時間は少ないため，リハ職がもつ専門知識は薬剤師にとっても有意義なものが多い．

コラム 薬剤師法第24条（疑義照会）について

　薬剤師法第24条では，「薬剤師は，処方せん中に疑わしい点があるときは，その処方せんを交付した医師，歯科医師又は獣医師に問い合わせて，その疑わしい点を確かめた後でなければ，これによって調剤してはならない．」と定められている．薬学的観点から行われる疑義照会は，薬物療法を安全に実施するために薬剤師が行う重要な業務の一つである．リハ専門職は，患者との対面の中で気づいた事柄を多職種連携として共有することで，薬物療法の安全にも寄与することができる．

LECTURE
2-1

人体の成り立ち

POINT

人体の最も小さな単位は細胞である．生体内ではさまざまな生理活性物質が
産生され，細胞の機能を調節している．

---

1 生物の進化 ―単細胞生物から多細胞生物へ―

　生物の最小単位[1]は「**細胞**」である．地球上で最初の生物である単細胞生物は自らが生存するために必要な作業，たとえば栄養分を細胞内に取り込み，それを代謝[2]してエネルギーを産生したり，不要になった物質を細胞外に排出したりする等すべての作業を1つの細胞の中で行わなければならなかった．

　単細胞生物から多細胞生物へ進化すると，生存のために必要な作業や周囲の環境変化に対応するための作業をさまざまな細胞が分担し，機能を専門化させることで効率化し，生物はさらに進化してきた．

[1]　単独で生存・増殖できる最小単位は細胞である．
[2]　生体内で生じる化学反応を「代謝」といい，生体内で物質を化学的に異なる構造へ変換すること．

2 人体を構成する組織・器官 (図)

　専門化した機能をもつ細胞集団を「**組織**」という．たとえば筋組織は筋細胞の収縮と弛緩により運動を生じ，神経組織は神経細胞の活性化 (活動電位の発生) によりその情報を個体の隅々にまで伝えるという役割をもつ．

　複数の組織が集まって**器官・臓器**が形成される．たとえば心臓は，収縮と弛緩により血液を全身に送り出す役割を担う心筋細胞 (心筋組織) が最も多くの容積を占めるが，この細胞の機能を調節するための神経組織等が集まってはじめて心臓としての機能が正常に維持される．

　ヒトをはじめとする高等生物は，専門化した機能をもつ細胞集団である組織，さらに複数の組織が集まった器官によって構築されている．器官・組織やその集合体である人体が正常に機能するには，それらを構成している細胞が正常に機能することが必要である．

3 細胞機能の制御

　組織や器官を構成する専門化した機能をもった細胞集団は，個々の細胞がばらばらに活動するのではなく，まとまって同じ活動をすることで最大の効果を発揮する．このため，生体内には細胞集団をまとまって活動させるために**自律神経系**や**内分泌系**，**免疫系**等の制御システムが備えられている．

　自律神経系では神経終末から分泌される神経伝達物質が細胞に作用し，また内分泌系では内分泌器官から放出されたホルモンが標的となる細胞に到達し，細胞の機能を調節する．

　細胞の機能を調節する生体内物質には神経伝達物質やホルモンの他，局所ホルモン (オータコイド) 等さまざまな物質が存在する．これらのように細胞機能を調節する働きをもつ物質を「**生理活**

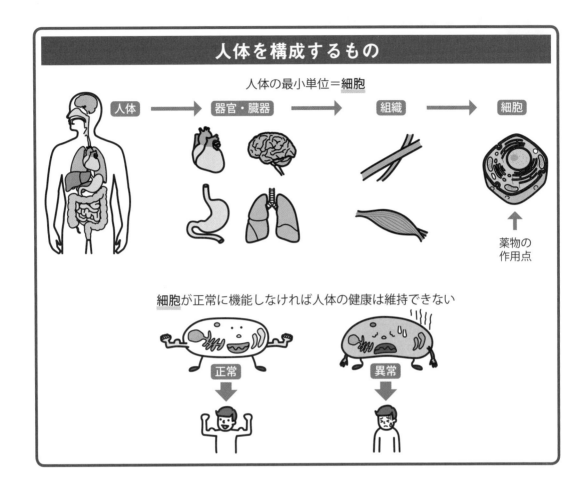

人体を構成するもの

人体の最小単位＝**細胞**

人体 → 器官・臓器 → 組織 → 細胞

薬物の
作用点

細胞が正常に機能しなければ人体の健康は維持できない

正常

異常

性物質[※3]」という.

　神経伝達物質はシナプスを介して隣接する細胞に作用し，ホルモンは内分泌器官で放出されると血流によって標的細胞まで運ばれて作用する. また局所ホルモンはさまざまな細胞から放出されて近隣の細胞に作用する等，生理活性物質はその種類によって異なった形式で細胞へ情報を伝達する.

　一方で，制御される側の細胞にはこれらの生理活性物質を認識・結合する「**受容体**」とよばれる機能分子が存在し，受容体に結合した生理活性物質の種類やその量（濃度）に応じて細胞の機能を変化させる. つまり，生理活性物質はそれを認識する受容体を介して細胞の機能を調節している（☞ **LECTURE 3-2**）.

　臨床で使用される薬物には，生理活性物質を模倣することにより細胞機能を調節する薬物や，受容体に作用して生理活性物質の作用を強めたり，逆に弱めたりすることで細胞機能の調節を行う薬物が存在する.

※3　生体内で産生され，細胞や臓器の機能調節に使われている物質.

（蓬田伸一）

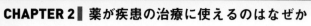

LECTURE 2-2 生体のホメオスタシスと病気

POINT
内部環境が一定に保たれると細胞は正常に機能できる．細胞が正常に機能することは健康が維持されるための前提条件である．

1 ホメオスタシスとは

地球上で最初の生物である単細胞生物は海の中で誕生したが，海の環境 (温度やイオン組成，pH 等) の変化は緩やかでそれほど大きくないため，海中の単細胞生物は周囲の環境変化に敏感になる必要はなかった．

単細胞生物が多細胞生物へ進化すると，細胞が生存している生物内の環境である「内部環境」と生物周囲の外界である「外部環境」を隔絶し，内部環境を一定に保つ仕組みをつくることで外部環境が変化しても細胞が正常に機能できるようになった．

生物の**内部環境を一定に保つ**ことをホメオスタシス (恒常性) という．外部環境が変化しても，生物の内部環境のホメオスタシスが維持されることで細胞は正常に機能できる．その結果，生物の生活範囲は環境変化の少ない海から環境変化の大きい陸上へと拡がっていった．

2 ホメオスタシスの維持 (図①)

内部環境のホメオスタシスが維持されると生物内の細胞は正常に機能し，細胞の集合体である人体も正常 (健康) な状態を維持することができる．人体の生理機能のうち，植物性機能に分類される機能の多くはホメオスタシス維持のために働いている．

内部環境に変化が生じると，生体はその変化を認識して**自律神経系**や**内分泌系**，さらには**免疫系**を稼働させたり，さまざまな生理活性物質を産生したりして組織・器官を構成している細胞に働きかける．その情報を受け取った細胞は，生じた変化を元に戻す方向に細胞の機能を変化させ，内部環境の変化を修正する．

3 ホメオスタシスの破綻 (図②，③)

ホメオスタシスを維持する仕組みの許容範囲を超えて内部環境の変化が大きくなると細胞は正常に機能できなくなり，結果として人体も健康を維持できなくなる．このような状態が「病気」の状態であり，この段階では**薬**を使用しなければ内部環境の変化は修正できない．

薬がうまく作用すれば内部環境の変化を修正し，再びホメオスタシスが維持されるが，これは病気が治ったことと同じではない．ほとんどの薬は内部環境の変化は修正できるが，内部環境の変化を大きくした原因にまではその効果が及ばないためである．

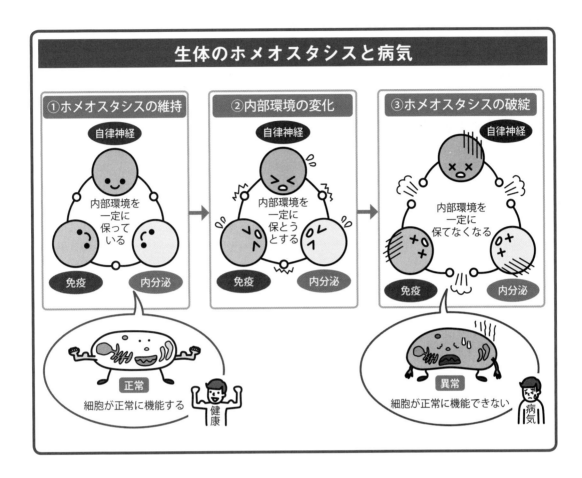

コラム　ホメオスタシスとその限界

　外部環境が変動しても，人体はそれに対応してホメオスタシスの維持を図って内部環境は一定に保たれるが，許容範囲を超えて外部環境が変化すれば健康な人であってもホメオスタシスが維持できなくなる．たとえば，気温が高ければ人体は発汗により蒸発熱を奪わせて体温を下げるように働くが，著しい高温や密閉空間で汗の蒸発が妨げられるような環境では，熱の吸収・産生が熱の放散を上回り熱中症になる．このような環境下で運動やリハビリテーションを行えば体内の貯熱量が増大し，熱中症になる可能性は一層高まる．また，一部の薬剤 (抗コリン性の薬剤) の作用や加齢により発汗機能が低下すると熱の放散が少なくなり，熱中症が生じやすくなる．

　高齢者は体内の水分量が若年者より少ないため脱水状態に陥りやすく，喉の渇きも自覚しにくい．そのため，リハビリテーションを施行する際は，外部環境を整えたり水分摂取に気を配ったりする等配慮が必要となる．

(蓬田伸一)

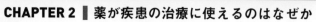

LECTURE 2-3 薬による疾患治療の本質

POINT

投与された薬物は，生体内の機能分子（標的）と結合する．薬物が疾患の治療に効果を現すためにはこの過程が必要である．

1 薬物が疾患の治療に使えるのはなぜか

疾患の治療を目的に投与されたほとんどの薬物は，受容体や酵素等の生体内に存在する**機能分子（標的）**に結合する．結合により細胞に作用する**生理活性物質**の産生や分泌に影響を与えたり，直接的に細胞の機能を変化させたりする．その結果，疾患や疾患で生じた症状に対する治療効果を現す（**図**）．

薬物は内部環境のずれを元に戻すことで**ホメオスタシス**を維持し，細胞が正常に機能できるように作用する．これによって人体の自然治癒力をサポートし，病気からの回復を促進する．

2 薬にできることは限られている

今日，臨床で使用されている医薬品にはさまざまな種類があるのでひとくくりにはできないが，その多くは生体内で産生される生理活性物質の作用を強めたり，逆に弱めたりすることで疾患に対する治療効果を発揮する．

腹痛を例に挙げて説明しよう．一般的な腹痛は消化管平滑筋[※1]が何らかの原因で過度に収縮することで生じる．平滑筋の収縮は神経伝達物質のアセチルコリンによって引き起こされるので，アセチルコリンの作用を弱めるような薬物を投与すると平滑筋の過度な収縮が生じなくなるため，最終的に痛みは解消する．

薬物は細胞の機能を調節（＝アセチルコリンによる平滑筋の収縮を抑制）することで疾患に対する治療効果（＝腹痛の解消）を発揮している．しかし，薬物を投与しても平滑筋が過剰に収縮する原因がなくなっているわけではないことに注意しなければならない．

このように，医薬品を服用することで疾患によって生じる痛みや発熱等，不快な症状を取り除くことができる．現在使用されている医薬品の多くはこのように疾患によって生じる「**症状を改善する**」ものであり，疾患の原因を除去・治療する医薬品は**限られている**（☞ LECTURE 3-4）．

※1　消化管の収縮や弛緩運動を行う筋の組織．

3 副作用（有害作用）のない薬物はない

薬物の多くは生理活性物質の作用を強めたり弱めたりすることで治療効果を発揮する．しかし，生理活性物質の作用は多岐にわたるため，治療を目的にその作用を弱める（または強める）ことにより治療目的外の作用を発現する場合がある．治療目的（主作用）以外の作用はすべて**副作用**となる．前述の例ではアセチルコリンの作用を弱めることで腹痛を解消したが，アセチルコリンは副交感神経の神経伝達物質として唾液の分泌に重要な役割を果たしているため，その作用を弱めると唾液の分泌が減少し，口渇が副作用として現れる．

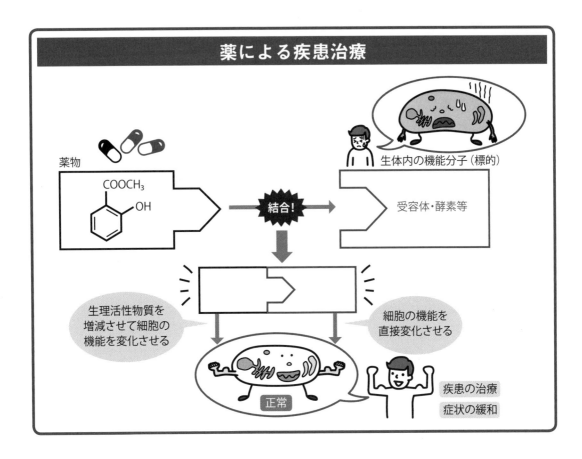

　このように，薬物の作用機序から考えて避けられない副作用がある他，薬物は治療用量を超えて過剰に摂取すれば**必ず**副作用を引き起こす．副作用のない薬物は存在しないことを十分に理解し，薬物を投与されている患者については副作用の発現がないか常に注意しなければならない．

（蓬田伸一）

コラム　薬剤師が病棟に入ってよくなったこと

　2012年の診療報酬改定で「病棟薬剤業務実施加算」が設定され，薬剤師が病棟に入り患者に処方された薬剤の説明をするようになった．それまでは，入院中に薬剤に対する質問を受けるのは医師か看護師であった．両者とも丁寧に答えてはくれるが，なかなか薬剤に集中した話を聞くことができなかったようである．

　担当薬剤師が，わざわざベッドサイドまで来て薬剤の話をするとなれば，患者の満足度が上がるのは想像できる．しかも，薬剤師は難しい薬剤の話をわかりやすく工夫して話してくれる．「薬局」という言葉があるように，かつては病院内でも薬剤師は「限られた部屋」の中で仕事をしていた．現在は，薬剤師が病棟に出向くことで，患者は自分が服薬する薬剤の理解をより確かなものにする．何度も見返してぼろぼろになった薬剤の説明書を，大事そうにベッドサイドの引き出しに入れる患者をみると「命の次に大事な薬」という言葉の意味が痛いほど伝わってくる．

（鈴木由美）

LECTURE
2-4

薬と食物（栄養素）・毒の違い

POINT
薬物でも栄養素でも，過剰に摂取すれば人体にとって害になる．適切な量を摂取することが重要である．

1 薬と毒・食物の違いは何か（図）

ヒトが生きていくためには，食物（栄養素）を摂取しなければならない．食物は健康な人も疾患を抱えた人も一定量摂取しなければ生きていくためのエネルギーが得られず，また人体そのものをかたちづくるための材料としても重要である．

三大栄養素である炭水化物，脂質，蛋白質は，食物として摂取されると胃や腸で消化され，それぞれ糖，脂肪酸，アミノ酸にまで分解されて吸収される．糖や脂肪酸，アミノ酸はもちろん，食物に含まれるビタミンやミネラルもすべて**化学物質**である．

それに対して毒は，一般的に考えれば健康な人にも疾患を抱えている人にも不要で有害な化学物質である．同じ化学物質でも**生存のために必要**ならば栄養素となるが，**生存にとって害**になる場合は毒となる．

薬物は健康な人にとっては不必要な物質であるが，疾患を抱えた人にとっては欠かすことのできない物質となる場合もある．その一方で薬物は使用方法を誤ると人体に対して毒として作用する．したがって，薬と毒は全く別物というわけではなく，用法や用量により毒にも薬にもなる化学物質といえる．

2 化学物質は摂取量によっては何でも毒になり得る

薬物を過剰摂取すれば毒になることは多くの人が知っているが，栄養素でも長期的に過剰摂取すれば毒になり得る（いわゆる「毒」の概念とは若干異なるが）．たとえば糖や脂質を過剰摂取し続ければ糖尿病等を誘発する危険性が高い．これは薬物も栄養素も化学物質という点で同じだからである．

ヒトの生存に必須な水や食塩（塩化ナトリウム）も過剰に摂取すれば水中毒や食塩中毒をまねき，場合によっては死の危険性もある．このように化学物質である薬物や食物（栄養素）は，過剰に摂取すれば毒となる．

3 「毒にも薬にもならない」は正しいか

前述のとおり，ヒトの生存に必須な栄養素であっても過剰に摂取すれば毒となる．したがって，すべての化学物質は摂取量により毒か薬か（または栄養素か）になり得る．

摂取した毒がごく微量の場合，生体に備わっている解毒システムによって体外に排除される．この場合は文字どおり「毒にも薬にもならない」が，解毒システムを超える量が摂取されれば毒として作用する．したがって，薬物を含めた化学物質の作用は，摂取量に大きく影響を受ける．

(蓬田伸一)

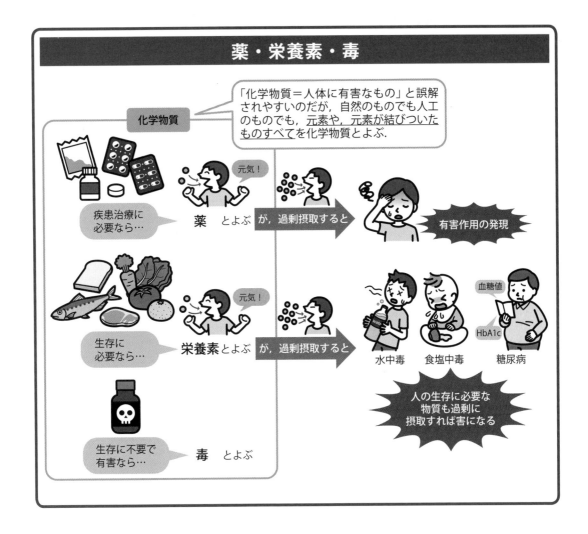

コラム 医薬品とサプリメント・健康食品の似ている／異なっているところ

　医薬品とサプリメント・健康食品はどちらもカプセルや錠剤等形状において共通点が認められるが，大きな違いが存在する．私たちが口から摂取するもののうち，医薬品（医薬部外品を含めて）以外のものはすべて「食品」に区分されているため，サプリメントや健康食品は食品であって医薬品ではない．医薬品は，頭痛や胃もたれ，咳，熱等の病気の治療を目的として使用するが，サプリメントや健康食品は病気の治療には使えず，あくまで毎日の食生活を補うために使われている．また，品質において医薬品は成分の分析法も示され，成分量が明確であるが，サプリメント・健康食品は含有成分が一定とはいえず，有害物質が混入されている製品も存在している．医薬品を服用している人はサプリメント・健康食品の摂取には注意が必要である．なぜなら，成分によっては，医薬品の効果が弱まったり，あるいは副作用が強まったりするからである．

(本間成佳)

LECTURE 3-1 天然由来の薬なら安全か？

> **POINT**
> 天然由来の薬であっても化学的に合成した薬であっても，体内で作用するうえでは違いがない．どんな薬にも副作用は存在する．

1 初期の薬

　昔から人類は，身の回りの物質から病気や怪我に効果のある成分を探して使用してきた．その中には植物由来のもの，鉱物由来のもの，微生物由来のもの等，**天然由来**の化合物が多く使われてきた（図①）．

　たとえばヤナギの樹皮には痛み止めの成分としてサリチル酸に類似した物質が含まれている．石膏像として有名な石膏は含水硫酸カルシウムを主成分とし，解熱や下痢止めの作用がある．青カビからは菌を殺す物質である抗生物質の**ペニシリン**が発見された．

2 薬の新たな発展

　現代になると，薬の成分を化学的に**合成**できるようになった（図②）．サリチル酸は胃の粘膜に損傷を与える等の副作用があったため，サリチル酸と無水酢酸を反応させて，解熱鎮痛作用のある抗炎症薬の**アセチルサリチル酸（アスピリン）**を合成した．

　ペニシリナーゼというペニシリンを分解する酵素をもつ細菌には抗生物質のペニシリンは効かないため，ペニシリナーゼで分解されない抗生物質であるメチシリン[1]を合成した．

　体内に存在しているインスリンが非常に不足しているか，または全くない場合にはインスリンを注射し補充することで血糖値のコントロールを行うが，その際に用いるインスリンは，**遺伝子組み換え技術**[2]によりつくられている．

[1]　今では，メチシリンに耐性をもつメチシリン耐性黄色ブドウ球菌（MRSA）が出現し，多くの種類の抗菌薬が効かずに問題となっている．
[2]　ある生物の有用な遺伝子を，人為的に別の生物に導入し，発現させる技術．現在医療で使用されているヒト型インスリンは，大腸菌や酵母にインスリンを生産させて得ている．

3 天然由来の薬と化学的に合成した薬の違い

　現在使われている薬の多くが天然由来の化合物成分をもとにしてつくられている．したがって，天然由来の薬であっても化学的に合成した薬であっても，私たちの体内に作用するうえでは**違いはない**．

　生薬とよばれる自然界に存在する薬効成分を複数組み合わせた**漢方薬**も薬であるため，当然ながら**副作用**は存在する．たとえば，甘草を含む漢方薬を大量に服用することで偽アルドステロン症という血圧上昇作用や体のむくみが起こることがある．

（本間成佳）

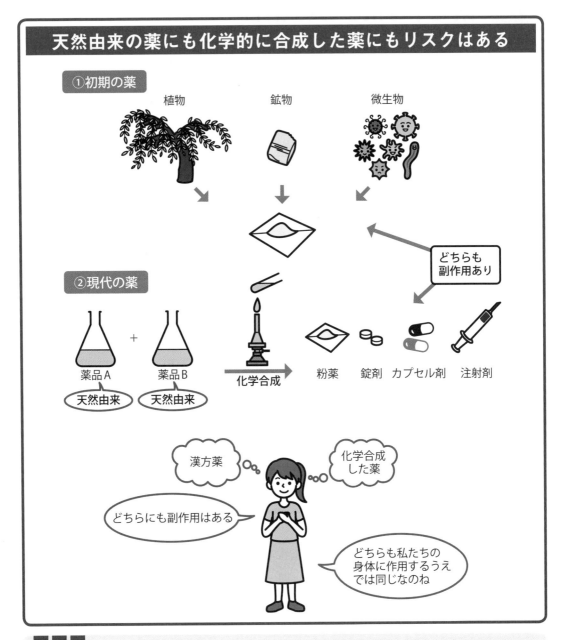

天然由来の薬にも化学的に合成した薬にもリスクはある

①初期の薬

植物　　鉱物　　微生物

どちらも
副作用あり

②現代の薬

薬品A ＋ 薬品B

天然由来　天然由来

化学合成

粉薬　錠剤　カプセル剤　注射剤

漢方薬

化学合成
した薬

どちらにも副作用はある

どちらも私たちの
身体に作用するうえ
では同じなのね

コラム 大人の薬を半分にすれば子どもに飲ませても大丈夫？

　幼稚園児と中学生では身体の大きさは全く異なり，一方で中学生でも成人と同じくらいの体格の子どももいるので，「子どもだから大人の用量の半分でよい」というわけにはいかない．小児の薬物投与量は年齢や体重によって簡易的に計算する方法もある (☞ LECTURE 5-2) が，抗がん剤のように安全域の狭い薬物では体表面積に基づいて適正投与量を算出する．

　小児用に使われる医薬品の多くは年齢別に投与量が設定されているが，安全域を考慮したうえで多少の体格の違いはあっても有効かつ有害作用が発現しないような設定となっているので，決められた用量を守って使用することが重要である．

（蓬田伸一）

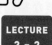

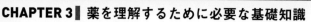

> **LECTURE**
> **3-2**

薬と「標的」との結合

POINT

薬は，最も重要な標的である「受容体」と結合することで作用が発現する．

1 薬の「標的」にはどのようなものがあるか

薬が私たちの身体に作用するためには，細胞や組織のある分子（標的）に結合することで特異的な反応を引き起こす．そのような標的にはいくつかあるが，最も重要なのが蛋白質で構成されている**受容体**である．薬と受容体の関係は，薬が鍵で受容体が鍵穴に例えられる．受容体の他，酵素やイオンチャネル，遺伝子DNA等も薬の標的となる（☞ LECTURE 4-1）．

2 受容体は標的の最も重要なものである

私たちの身体には神経伝達物質，ホルモン，オータコイド，サイトカイン等さまざまな**生理活性物質**が存在している（☞ LECTURE 2-1）．

受容体には生理活性物質が結合する．薬が受容体と結合するときに，生理活性物質と同じように作用する場合には，その薬を**アゴニスト**（作動薬，刺激薬ともよぶ）というのに対し，結合することによって本来の生理活性物質の結合を妨げ，生理作用を減弱させる場合には，その薬を**アンタゴニスト**（遮断薬，拮抗薬，ブロッカーともよぶ）という．

3 受容体の種類 （図①，②）

受容体は細胞膜に存在するものと細胞内に存在するものの大きく2つに分けられる．細胞膜に存在する受容体は**細胞膜受容体**ともよばれ，さらにイオンチャネル内蔵型受容体，G蛋白質共役型受容体，酵素共役型受容体の3つに分類される．細胞膜受容体には水に溶けやすい性質である水溶性の薬が受容体と結合する．

細胞内（核内）に存在するものは**核内受容体**ともよばれる．核内受容体には水に溶けにくい性質である脂溶性の薬が受容体と結合する．

4 薬が受容体に結合した後に起こる現象

薬が細胞膜受容体に結合すると，細胞内において**細胞内シグナル分子**[※1]とよばれるものが活性化し，それらの分子が標的蛋白質の機能を変化（たとえば細胞の形を変えたり，代謝を変えたり）させることで作用が発現する．

一方，薬が核内受容体に結合すると，核内で**転写因子**[※2]として働き，遺伝子の発現を変化させることで作用が発現する．

※1　細胞内での情報を伝達するのにかかわる分子のこと．生理活性物質が細胞に対して情報を伝達する最初（1番目）の物質なのでファーストメッセンジャーといわれるのに対し，細胞内で情報を伝達する細胞内シグナル分子は2番目の物質なのでセカンドメッセンジャーともいわれる．代表的なものにサイクリックAMP（cAMP）やカルシウムイオン等がある．

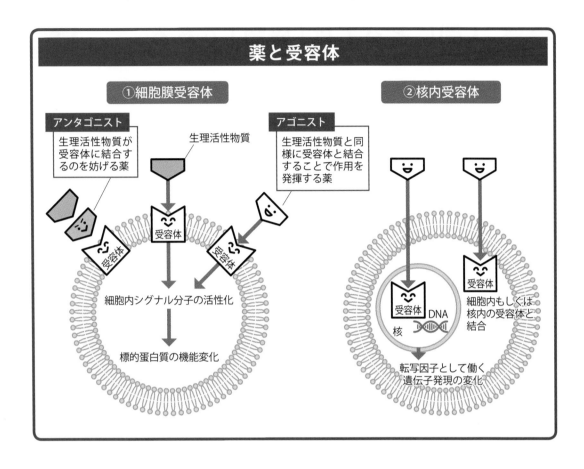

※2　遺伝子の転写を制御する蛋白質の総称.

コラム　研究・開発に取り組む薬剤師

　薬剤師といえば，病院，調剤薬局，ドラッグストアで働く姿が思い浮かぶが，大学や企業等で新薬の研究や開発に取り組む薬剤師も数多く存在する．研究というのは簡単に進むものではなく，ほとんどが失敗の連続で，大きな挫折を味わう．しかし，失敗の原因をとことん突き詰めて考え，改良に改良を重ねる等の地道な努力の結果，世の中に新しい薬を届けることができる．こうした研究に関する知識，技能，態度を6年制になった薬学部の学生は現在学んでいる．

　学生が卒業時までに身につけておくべき必須の能力の到達目標をわかりやすく提示する薬学教育モデル・コアカリキュラムには，「薬学・医療の進歩と改善に資するために，研究を遂行する意欲と問題発見・解決能力を身に付ける」ことが掲げられている．研究能力をもつ薬剤師が多く輩出されることが期待されている．

（本間成佳）

LECTURE 3-3 ほとんどの薬は人間にとっては「異物」である

POINT

「異物」である薬は，肝臓で代謝（解毒）され，腎臓で排泄される．

1 私たちの身体に異物が侵入したときの対処方法

薬は私たちの身体にとっては異物と認識される．したがって，生体は体内から薬を速やかに消失させるように働く．

病原微生物等が私たちの身体に侵入した際には，薬と同様に異物として認識されるが，病原微生物の表面には，「非自己」と認識される物質が存在しているため，その物質を認識した白血球等の免疫系の細胞が除去に働く．一方，薬の場合はほとんどが分子量の小さな化学物質で免疫系が働かない[※1]ため，主に**肝臓**と**腎臓**が薬の除去に役割を果たす（**図**）．

[※1] 生体内の分子と結合した薬物は，低分子であっても例外的に免疫系に認識されてアレルギー反応を生じる場合がある．たとえばアルブミンと結合したペニシリン（抗生物質）は，その複合体が異物として認識されて薬物アレルギーの原因となる．金属アレルギーもこれと同じような機序により発症する（☞ **LECTURE 5-4**）．

2 肝臓は薬を代謝（解毒）する

肝臓の働きには，糖の代謝，アンモニアから尿素の生成，胆汁の生成等があるが，最も重要な働きは薬を含む異物を代謝することである．その際の主役は**シトクロムP450（CYP）**という酵素である．この酵素が働くと薬の作用を減弱させる[※2]ことができ，また薬をより水に溶けやすい物質に変えることで尿中に排泄させやすくする[※3]．

CYPには多くの亜型（サブタイプ）が存在する．1つの亜型は複数の薬を代謝することが可能である．また，薬ごとに代謝を行う亜型は異なり，複数の亜型が同時に1つの薬を代謝することもある．

肝臓の機能が低下している人では，CYPの量が低下するために薬を水溶性に変えられず，尿中に排泄されにくくなり，薬が体内に蓄積されやすくなる．

[※2] 薬の中にはCYPによる代謝によりその作用が強くなるものも存在する．
[※3] 主として尿中に排泄されるが，他に肝臓から胆汁中に排泄されるものもある．

3 腎臓は薬を排泄する

腎臓の働きには，血圧調節や血漿（体液）量の調節の他，さまざまな役割があるが，最も重要な働きは血液中の老廃物を体外に**排泄**することである．その際，腎臓は老廃物を含んだ血液をろ過して原尿（尿のもと）を生成し，身体に必要なものは尿細管（近位尿細管）で再吸収し回収するが，必要ないものは尿として体外に排泄する．

身体に投与された薬も老廃物の一部であり，できるだけ速やかに体外に排泄しなくてはならない．水に溶けやすい薬は尿に溶かし込むことができるため，腎臓を介して体外に排泄される．

腎臓の機能が低下している人では，老廃物を含んだ血液をろ過する能力が低下するため，いつま

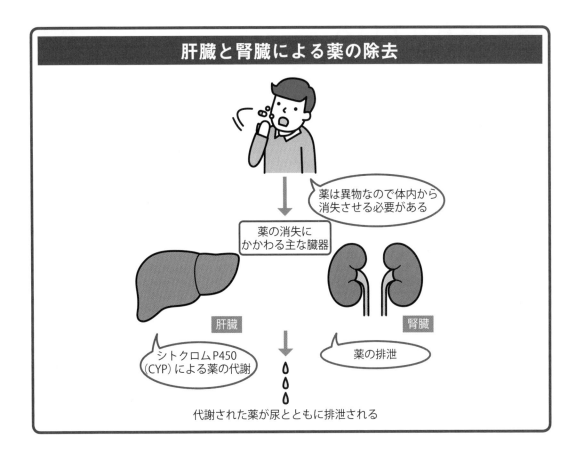

肝臓と腎臓による薬の除去

薬は異物なので体内から
消失させる必要がある

薬の消失に
かかわる主な臓器

肝臓

腎臓

シトクロム P450
(CYP) による薬の代謝

薬の排泄

代謝された薬が尿とともに排泄される

でも老廃物が血液中に存在することになる．したがって，薬の排泄がうまく行われず，体内に蓄積されやすくなる．

コラム　経口摂取しない薬の行き先は？　　　　　　　　　　　　　　（☞ LECTURE 6-4）

　薬の作用には，全身作用（全身的にその薬物の作用を発揮する）または局所作用（適用された場所に限定して薬物の作用を発揮する）がある．全身作用を引き起こす例として，経口投与や注射による投与があり，薬は血流を介して主に腎臓から排泄される．

　目薬，塗り薬，吸入薬等は局所作用を得ることを目的として使用するため薬は局所にとどまる．ただし，目薬は血流への移行が起こりやすいので全身作用による副作用に注意が必要である．

　経皮吸収型の製剤であるパッチ剤では，薬の皮膚への吸収を高めることで血流を通して薬が全身へ作用するので，主に腎臓から排泄されることになる．このようなパッチ剤は，狭心症の治療薬，喘息の治療薬，認知症の治療薬等数多く存在する．

（本間成佳）

LECTURE
3-4

病気そのものを治す薬は限られている

POINT
病気そのものを治す薬は原因療法薬とよばれる．その他に対症療法薬，補充療法薬，予防薬がある．

1 薬は使用目的ごとに分類される

　日本において購入するのに医師の処方箋が必要な薬である医療用医薬品はおよそ2万品目あるといわれているが，その使用目的により薬は，原因療法薬，対症療法薬，補充療法薬および予防薬の4つに分けられる(図)．そのうち，病気そのものを治す薬は原因療法にて用いられる薬のみである．

2 原因療法薬

　病気の原因となるものを除去する療法で用いられる薬である．たとえば**抗生物質**[1]は病原微生物に対して選択的に作用し，病原微生物によって引き起こされる感染症の完治が期待できる．

※1　他の微生物の成長を阻止する物質で，細菌等の微生物が産生する．

3 対症療法薬

　疾患で生じる症状を除去する療法で用いられる薬であり，現在使われている薬の大部分がこの**対症療法薬**である．例としては，風邪に対する風邪薬が挙げられる．風邪薬を服用しても風邪そのものを治すことはできず，風邪による諸症状(頭痛，咳，鼻水等)の緩和が目的となる．

4 補充療法薬

　不足した物質の補充をする療法で用いられる薬である．たとえば**インスリン**は血液中のグルコース(ブドウ糖)を細胞に取り込み，細胞内でエネルギーとして利用するうえで重要な物質である．インスリン依存型糖尿病は，膵臓に存在するインスリンを分泌する細胞が壊れてしまい，インスリンが欠乏することでグルコースが細胞に取り込まれず，血液中のグルコースが増えてしまう病気である．そのため，インスリンの注射を行うことでインスリンを補充し，グルコースを細胞に取り込ませることで血液中のグルコース濃度(血糖値)を下げている．

5 予防薬

　感染症に対する予防処置に用いる薬である．冬季にはインフルエンザが特に流行するが，あらかじめインフルエンザに対する**ワクチン**[2]を接種することで，インフルエンザにかかるのを防ぐことができる．**B型肝炎ワクチン**も同様に，感染予防に有効である．

※2　感染症にかかると抗体が産生されることで免疫が獲得されるが，ワクチンの接種は感染症にかからず免疫を獲得できる．代表的なものには，生きた病原体の毒性を弱めたものを接種する生ワクチン，病原体を殺して毒性をなくしたものを接種する不活化ワクチン，病原体が産生する毒素を無毒化し接種するトキソイドがある．インフルエンザワクチンは不活化ワクチンである．

(本間成佳)

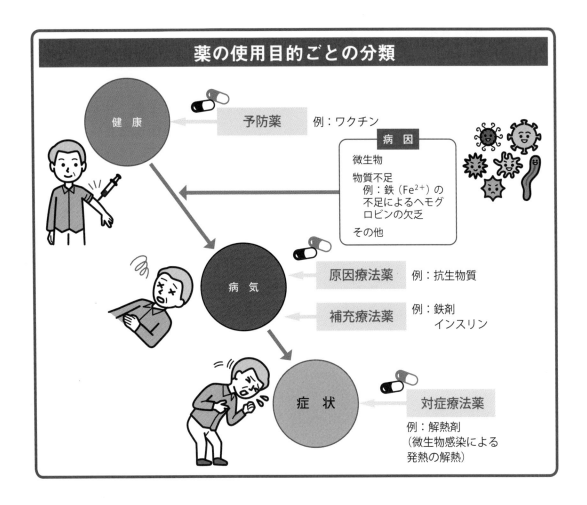

薬の使用目的ごとの分類

（図中）
健康 — 予防薬 — 例：ワクチン

病 因
微生物
物質不足
例：鉄（Fe^{2+}）の不足によるヘモグロビンの欠乏
その他

病 気 — 原因療法薬 — 例：抗生物質
— 補充療法薬 — 例：鉄剤、インスリン

症 状 — 対症療法薬 — 例：解熱剤（微生物感染による発熱の解熱）

コラム　プラセボ効果

　プラセボとは，実薬と見分けがつかないが，有効成分が含まれていない偽薬（治療効果なし）のことをいう．一般にプラセボは，内服薬では乳糖を，注射薬では生理食塩水を用いる．偽薬により，薬理作用によらない暗示的な治療効果をプラセボ効果（偽薬効果）という．一方，偽薬による望ましくない効果をノセボ効果（反偽薬効果）という．精神・神経系疾患や疼痛・かゆみ等の症状に対してプラセボ効果が大きく現れることがあるとされる．

　一般臨床でプラセボが用いられることはほとんどないが，新規薬剤の薬効を評価する治験（市販後臨床試験も含む）では用いられている．すなわち，治験薬をプラセボと比較することで，治験薬の有効性を科学的に明らかにするために使用する．

　一般的に治療薬とプラセボの区別を医療者および被験者ともに知らせず，第三者のみがその区別を知っている薬効の検定方法をプラセボ対照二重盲検比較試験（double blind placebo controlled study）という．

（宮崎雅之・野田幸裕）

LECTURE 4-1 生理活性物質と薬の作用① 神経伝達物質

PT・OT・ST
国試出題

POINT

薬は，生理活性物質（神経伝達物質，ホルモン，オータコイド，サイトカイン）の作用を促したり減弱させたりする．本項では，神経伝達物質について解説する．

1 生理活性物質と薬

生体内の物質で一番多いのは水であり，続いて蛋白質，脂質，無機質，糖質，核酸の順に存在する．生体内物質の中で蛋白質は水を除くと50％ほどを占め，最も種類が多く，さまざまな機能を担っている．**生理活性物質**の多くは，蛋白質の機能を変化させることで生体の生命活動および生理機能の調節に深く関与しており，重要な生体内物質といえる．

生理活性物質には**神経伝達物質**（図），**ホルモン**，**オータコイド**，**サイトカイン**等がある．CHAPTER3でも触れたが，薬の中には，身体に元々存在する生理活性物質と同様もしくは似た働きをして効果を発揮するものや，逆に生理活性物質の作用を妨げることで効果を減弱させるものが存在する．

2 神経伝達物質 (図①)

神経細胞が標的である別の神経細胞との間のシナプスとよばれる部位で分泌する物質が神経伝達物質であり，標的の細胞に情報を伝える．

代表的な神経伝達物質としては，交感神経終末から分泌される**ノルアドレナリン**や副交感神経終末から分泌される**アセチルコリン**等がある[※1]．

たとえば，交感神経の神経伝達物質であるノルアドレナリンが放出されて血管に存在するノルアドレナリン受容体に作用すると血管は収縮して血圧は上昇する．

また，運動神経終末と骨格筋組織の接合部である**神経筋接合部**にはアセチルコリンと特異的に結合する受容体が存在しており，運動神経終末から放出されたアセチルコリンが受容体に作用すると筋肉は収縮する．

神経伝達物質は末梢組織において臓器や組織などに作用して血圧上昇や筋収縮を引き起こす一方で，中枢神経系においても重要な役割を果たしている．たとえば**ドパミン**（ドーパミン）は運動を調節する重要な神経伝達物質で，中枢（黒質線条体）でドパミンを放出する神経の機能低下によりドパミン放出量が減少すると無動・振戦・固縮などの運動障害を主徴とするパーキンソン病を発症する（☞LECTURE 10-2）．また**GABA**（γ-アミノ酪酸）は神経活動を抑制させる抑制性神経伝達物質で，催眠薬（睡眠薬）の一部はGABA受容体機能を増強（GABAの作用を増強）することで神経活動を抑制し，催眠をもたらす（☞LECTURE 14-3）．

※1 交感神経，副交感神経は自律神経系に属する．自律神経系は自分の意思とは無関係に反射的，自動的に働く．交感神経が刺激を受けると闘争と逃走に有利に働くのに対し，副交感神経が刺激を受けると休養と栄養がうまく行われるように働く．

神経伝達物質と薬の作用

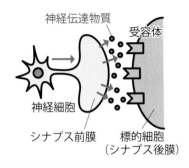

代表的な神経伝達物質	主な生理的作用	薬物の作用
ノルアドレナリン	「血管平滑筋収縮等の交感神経興奮により生じる作用」	作用抑制⇒ 高血圧症治療薬等
アセチルコリン	「消化管平滑筋収縮等の副交感神経興奮により生じる作用」 および 「骨格筋収縮（運動神経興奮による）」	作用抑制⇒ 筋弛緩薬，鎮痙薬
GABA （γ-アミノ酪酸）	神経細胞の活動電位発生抑制	作用増強⇒催眠薬

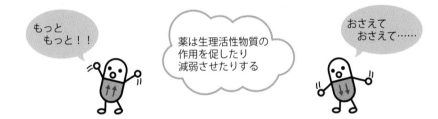

もっと
もっと！！

薬は生理活性物質の
作用を促したり
減弱させたりする

おさえて
おさえて……

コラム リハビリテーション時の注意点（口腔乾燥が生じる薬を服用している患者）

　口腔乾燥症は，さまざまな原因による唾液の分泌低下により口腔内が乾燥状態になることであり，口が渇く，ネバネバする，しゃべりにくい，飲み込みにくい等の自覚症状がある．口腔乾燥症の原因としては，唾液腺の機能低下・障害，心因性，脱水，各種薬剤の副作用があり，口腔乾燥症を引き起こす可能性のある主な薬剤としては，利尿剤，抗コリン薬，抗ヒスタミン薬，抗パーキンソン病薬，向精神薬等がある．唾液分泌量が低下すると，むし歯や歯周病になりやすく，また，正常であれば約3分に1回の割合である空嚥下（口に物がない状態で，唾を飲み込むこと）の回数が極度に少なくなり，嚥下機能も大きく影響を受けるようになる．その結果，食物摂取時のむせや咳込み，嚥下障害が起こりやすくなる．嚥下障害は，誤嚥性肺炎の発症とも深く関与していることから注意が必要である．

（本間成佳）

LECTURE 4-2 生理活性物質と薬の作用②
ホルモン・オータコイド・サイトカイン

POINT
薬は，生理活性物質（神経伝達物質，ホルモン，オータコイド，サイトカイン）の作用を促したり減弱させたりする．本項では，ホルモン，オータコイド，サイトカインについて解説する．

1 ホルモン（図①）

ホルモンは体内に多く存在する内分泌器官においてつくられ，細胞外に分泌された後，血流を介して標的の細胞に伝えられ作用が発揮される．

代表的なホルモンとしては，身体の成長を促す**成長ホルモン**や新陳代謝を促す**甲状腺ホルモン**等がある．

たとえば，甲状腺に慢性的な炎症が起きることで甲状腺が破壊される慢性甲状腺炎（橋本病）という病気がある．この病気において甲状腺の機能が低下（甲状腺ホルモンが不足）しているときには甲状腺ホルモンを補う治療が行われる．

2 オータコイド（図②）

生体内で局所的に産生され，近傍の標的細胞に作用することから局所ホルモンともよばれる．

代表的なオータコイドとしては，炎症やアレルギー反応に関与する**ヒスタミン**や，痛みや発熱を引き起こす**プロスタグランジン**，血圧を上昇させるアンジオテンシンⅡ等がある．

たとえば，アンジオテンシン変換酵素という酵素は，昇圧物質であるアンジオテンシンⅡを産生して高血圧病態の原因にもなる．この酵素の働きを阻害するエナラプリル等の薬物は，アンジオテンシンⅡの産生を抑制して血圧を下げる作用を示すため，高血圧の治療薬として使われる．

3 サイトカイン（図③）

サイトカインは感染や炎症，免疫反応時にリンパ球やマクロファージ等の細胞から分泌される物質であり，その作用は局所的である．したがって，オータコイドに分類されることもある．

代表的なサイトカインとしては，免疫反応を調節する**インターロイキン**や抗ウイルス作用をもつ**インターフェロン**等がある．

たとえば，インターロイキン2というサイトカインは免疫を活性化するが，シクロスポリンという薬物はインターロイキン2の産生を抑えることで免疫を抑制するため，臓器移植の拒絶反応の抑制として使われる．

（本間成佳）

ホルモン・オータコイド・サイトカインと薬の作用

①ホルモン

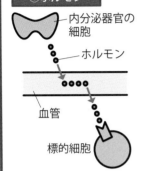

代表的なホルモン	主な生理的作用	薬物の作用
成長ホルモン	臓器の成長，骨量の増加等	（ホルモン補充療法）低身長症の治療
甲状腺ホルモン	新陳代謝・成長の促進，熱産生増加等	作用抑制⇒バセドウ病治療薬
バソプレシン	抗利尿作用（腎での水再吸収促進）	作用抑制⇒利尿薬

②オータコイド

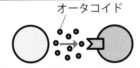

代表的なオータコイド	主な生理的作用	薬物の作用
ヒスタミン	血管透過性亢進，知覚神経刺激，気管支平滑筋収縮等	作用抑制⇒痒み止め
プロスタグランジン	子宮平滑筋収縮，血管拡張，発熱，胃酸分泌抑制等	作用増強⇒消化性潰瘍治療薬 作用抑制⇒解熱鎮痛薬
アンジオテンシンII	血管平滑筋収縮他	作用抑制⇒高血圧治療薬

③サイトカイン

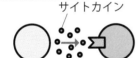

代表的なサイトカイン	主な生理的作用	薬物の作用
インターロイキン	免疫反応の調節	作用抑制⇒自己免疫疾患治療薬
インターフェロン	抗ウイルス作用，抗腫瘍作用，細胞増殖抑制作用等	作用増強⇒C型肝炎治療薬
エリスロポエチン	赤血球の増殖促進	作用増強⇒腎性貧血治療薬

コラム　リハ専門職が服薬アドヒアランス向上にかかわるには？

　精神科患者が治療内容を理解し納得したうえで積極的に服薬を続ける（いわゆる服薬アドヒアランス）ためには，医療者と患者の対話が重要である．対話は服薬指導という形で医師や薬剤師によって行われることが多い．けれども，リハ専門職による対話は，通所や訪問リハ等で医師や薬剤師が身近にいない場合，特に重要である．

　リハ専門職は，まず服薬に関する患者の認識（効果や有害反応の認識，服薬することへの意志等）を聞き，患者の服薬状態を把握する．次に，患者とリハ専門職との間で築かれた信頼関係を土台として，患者が服薬に対する誤った認識をもっている場合には正しい理解へと導く助言を行い，飲み忘れ防止や日常的な服薬方法を共に考える．すべての医療者は，それぞれの立場に応じた対話の中で，服薬アドヒアランスの向上に向けたかかわりをもてる．

（川勝祐貴）

LECTURE 4-3 同じ薬でも異なる呼び名がある

> **POINT**
>
> 薬の名称の種類には化学名，一般名，商品名の3種類がある．

1 薬には3つの呼び名がある

1つの薬にはそれぞれ3つの呼び名がある．1つ目が化学名であり，化学式をそのまま示したものであるが名前が長い．2つ目が一般名で，化学名に基づいた名前であり化学名よりも簡単に示した名前である．3つ目が商品名で，製薬会社が独自につけた名前である（図）．

2 化学名

薬は化学物質（化合物）からできており，その化合物の名前が**化学名**である．化学名は化合物の構造をもとに名前が決められており（IUPAC命名法），**世界共通**である．

化学名がわかれば化合物の構造式がわかるため便利で，教育の分野では使用されるものの，名前が長いため臨床での使用には適さない．例を挙げると，解熱鎮痛薬のイブプロフェンという薬の名称は次の項目に出てくる一般名であるが，化学名では (2RS)-2-[4-(2-methylpropyl) phenyl] propanoic acidと表記される．

3 一般名（Generic name：ジェネリックネーム）

IUPAC命名法の化学名は名前が長いため，化学名を簡単にしたものが**一般名**である．世界保健機関（WHO）が定めた国際一般名（INN）と日本の厚生労働省が定めた医薬品名称調査会承認名（JAN）が存在するが，この両者はほぼ同一である．したがって，一般名は**世界共通**の名称である．

一般名は主に教育分野では使用されるが，臨床においてはあまり用いられてこなかった．しかしながら，最近では処方箋において一般名での薬の記載が増えてきている[1]．

[1] 一般名での薬の記載が増えてきている理由としては，後発医薬品（ジェネリック医薬品）が広まってきたことが挙げられる．処方箋に商品名で薬が記載されている場合には，その商品名の薬を処方しなくてはならないが，一般名で記載されている場合には，患者が同意すればどの銘柄の薬を処方しても構わず，結果的に薬の値段が安いジェネリック医薬品が多く使われている．

4 商品名

商品名は製薬会社が独自につけた名前であり，臨床ではよく使用されるが，教育の分野ではあまり用いられていない．効能が全く異なるにもかかわらず，似たような商品名の薬が存在するため，薬を使用する際には注意が必要である．

同じ成分の薬でも，国が異なると違う名前の商品名で販売されていることがある．

（本間成佳）

薬の名称にはさまざまな呼び名がある

構造式

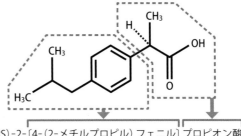

化学名
(2RS)-2-[4-(2-メチルプロピル) フェニル] プロピオン酸
(2RS)-2-[4-(2-methylpropyl) phenyl] propanoic acid

一般名
イブプロフェン (Ibuprofen)

商品名
ブルフェン (科研製薬)
イブプロフェン「タツミ」(辰巳化学)
イブプロフェン「タイヨー」(武田テバファーマ)
イブプロフェン「ツルハラ」(鶴原製薬)

コラム　患者が服用している薬から状態を探る

　『脳卒中治療ガイドライン2021』(日本脳卒中学会) において,「抗血小板薬2剤併用 (アスピリンとクロピドグレル) 投与は, 発症早期の軽症非心原性脳梗塞の亜急性期 (1カ月以内を目安) までの治療法として勧められる (推奨度A：エビデンスレベル高)」と記載されている (☞ LECTURE 14-2).

　アスピリンはいわゆる解熱剤ではないかなどと思いながら,「ワーファリン (ワルファリン) との違いは何だろう…?」と考える. バイアスピリン錠に代表されるアスピリンは「抗血小板薬」で, 高血圧等の動脈硬化で生じる血小板の含有量が多い血栓の生成の予防薬として処方される (古くから抗炎症作用をもつ解熱剤としても使われてきた).

　一方, ワーファリン錠に代表されるワルファリンは「抗凝固薬」で, 心不全や不整脈等で静脈に生じる血液凝固予防として用いられる. これらは「血液さらさらの薬」として患者にはおなじみの薬であるが, 突き詰めていくと, その作用から患者の状態を推測することができるのである.　　　　(鈴木由美)

LECTURE 4-4 薬局で買える薬・買えない薬

POINT
医療用医薬品の購入には医師の処方箋が必要で, 調剤薬局において薬剤師から購入する. 一般用医薬品はドラッグストア等の薬店で買える.

1 医療用医薬品と一般用医薬品 (図)

単に「薬」といえば身体に作用するものすべてを表すが, 医薬品は「ヒトまたは動物の疾病の診断, 治療もしくは予防に使用されることが目的とされているもの」と法律に定められている.

薬品は**医療用医薬品**と**一般用医薬品**に分けられる. 一般用医薬品はさらに3つのグループ (第1類・第2類・第3類) に分けられる. このグループ分けは使用したときに生じる副作用等のリスクに応じて決められており, 第1類は一番リスクが高い医薬品のため, 薬剤師からしか購入することができない.

薬剤師が常駐し, 調剤室を備えている施設が**薬局**である. 薬局では一般用医薬品の3つのグループすべてを購入することができる.

2 医療用医薬品

医療用医薬品は一般用医薬品よりも副作用発現等の危険性が高いため, **医師の処方箋**がないと購入できない. そのため患者は, 病院で医師の診察を受け, 診断結果から処方箋をもらい薬局で薬剤師から医療用医薬品を購入することになる.

医療用医薬品には先発医薬品と後発医薬品 (ジェネリック医薬品) がある. **ジェネリック医薬品**は先発医薬品の特許が切れた後に販売される医薬品であるが, 先発医薬品と成分は同一である.

3 一般用医薬品

ドラッグストア等の薬店[※1]で手に入れることができる薬が一般用医薬品である.

一般用医薬品はover the counter (OTC : カウンター越し) で販売されることから, **OTC医薬品**ともよばれる.

薬店で購入できるように医療用医薬品から一般用医薬品にスイッチ (切り替え) した医薬品のことを**スイッチOTC医薬品**とよぶ. スイッチOTC医薬品には抗炎症薬で解熱鎮痛作用のある「ロキソニン」, 胃腸薬で胃酸分泌を抑制する作用のある「ガスター」, 禁煙補助剤等がある. 医療用医薬品と同じ成分が入っているため, 副作用等には十分注意が必要である.

[※1] 薬局との大きな違いは調剤室をもたないことと, 薬剤師が必ずしも常駐しなくても営業が可能であることである. 第1類の一般用医薬品は薬剤師からしか購入することができない. 一方, 第2類, 第3類の一般用医薬品は薬剤師および登録販売員から購入することができる.

(本間成佳)

医療用医薬品と一般用医薬品

医療用医薬品

・先発医薬品
・後発医薬品
　（ジェネリック医薬品）

一般用医薬品

・第1類医薬品：薬剤師から購入
・第2類医薬品 ┐ 薬剤師および
・第3類医薬品 ┘ 登録販売員から購入

医 師　処方箋

薬 局
調剤室
薬剤師常駐

処方箋が必要　　　　　薬局で購入

医 師　処方箋　不要

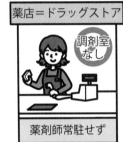

薬店＝ドラッグストア
調剤室なし
薬剤師常駐せず

処方箋が不要　　　　　薬店で購入

コラム　職種による有害反応の捉え方の相違

　精神科の場合，治療薬の主作用は，患者の認知や行動上の症状 (陽性症状，陰性症状，認知機能障害等) であることが多い．医師，看護師，リハ専門職は，それぞれが診察室，病棟，集団療法の場で患者を観察するため，職種により薬物の有害反応 (☞ LECTURE 5-4) の捉え方が異なる場合がある．

　たとえば，ある患者が集団療法に参加する前に抗不安薬を投与されていると，眠りがちになる．この状態をリハ専門職は有害反応だと判断するかもしれない．しかし，その患者が病棟で強い不安を訴えており，抗不安薬の投与によって症状が軽快していたとすればどうだろう．集団療法時の眠気が有害反応といえるだろうか．眠気はあっても，その程度によっては服薬の継続が望ましいとの判断にもなるだろう．

　多職種がそれぞれの立場で情報を提供し，治療薬の効果と有害反応をモニタリングしつつ患者にかかわることが重要である．

(川勝祐貴)

CHAPTER 5 薬の作用はどのように発揮されるか

LECTURE 5-1 薬物の標的となる生体内機能分子

> **POINT**
> 薬物が生体で効果を現すためには特定の生体内機能分子に結合する必要がある．生体内機能分子の多くは蛋白質である．

1 薬が働く仕組み

体内に吸収された薬物は血流にのって移動し，臓器や細胞に到達した後，細胞膜の表面や細胞内の標的分子（作用点ともいう）に結合して特異的な反応を引き起こすことで薬理作用を発揮する．

薬の標的分子は主に**蛋白質**で構成される**生体内機能分子**であり，受容体や酵素，イオンチャネル，輸送体（トランスポーター・エクスチェンジャー）等がある（**図**）．

なお，現在使用されている薬物をその標的ごとに分類すると，約半分が受容体を標的としている．

2 薬物の標的

①受容体（☞ LECTURE 3-2）

神経伝達物質やホルモン等さまざまな生理活性物質や薬物は，細胞膜または細胞質の特定の部位に結合し，細胞の機能を変化させて作用を発揮する．薬物が結合するこの特定の部位を**受容体**という．受容体は蛋白質で構成されている．

たとえば，交感神経の神経伝達物質であるノルアドレナリンやペプチドホルモンが特異的に結合する受容体は細胞膜に存在する．その他，ステロイドホルモン等一部のホルモンが結合する受容体は細胞質や核内に存在する．

受容体を標的とする薬物には，生理活性物質を模倣することにより細胞機能を調節するもの，受容体に作用して生理活性物質の作用を強めたり，逆に弱めたりすることで細胞機能を調節するものがある．受容体に結合し，生体内の生理活性物質と同様の働きを示す薬物をその受容体の**作動薬**（アゴニスト）という．

一方，受容体に結合するが，それ自体では作用を示さず，生理活性物質等特定の受容体機能を作動させる物質の受容体への結合を阻害する薬物をその受容体の**拮抗薬**（アンタゴニスト）あるいは**遮断薬**（ブロッカー）という．このように複数の用語表現が用いられるが，同意義である．

生理活性物質や薬物の作用の強さは，原則として生理活性物質や薬物の濃度と，「受け手」となる受容体の数に依存する．このため，疾患により受容体数が減少すると薬物の効果が現れにくくなる場合がある．これを受容体の「感受性低下」や受容体の「脱感作」という（☞ LECTURE 7-1）．

②酵 素

酵素は，生体内で産生される高分子蛋白質であり，ある特定の物質（基質）に結合して構造を変化させ別の物質（生成物）に変換する化学反応を促進する働き（触媒作用）をもつ．

酵素を標的とする薬物は，その活性を調節することで，基質や生成物の量を増やしたり減らした

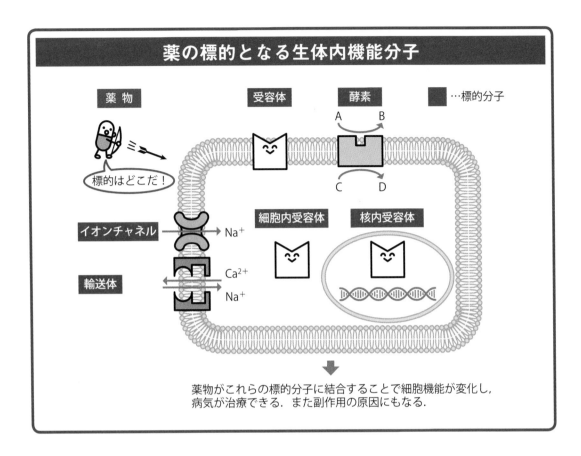

薬の標的となる生体内機能分子

薬物がこれらの標的分子に結合することで細胞機能が変化し，病気が治療できる．また副作用の原因にもなる．

りして細胞機能を調節する．

③イオンチャネルと輸送体

　生体において細胞の内外にはさまざまなイオン (Na^+, Ca^{2+}, K^+等) が存在する．そのイオンのバランスを一過性に変化させることで細胞の機能を調節している．**イオンチャネル**は，活性化により開口して，ある特定のイオンの細胞膜透過を可能にするゲートの役割を果たす蛋白質である．イオンチャネルを標的とする薬物は，イオンチャネルを介した細胞膜のイオン透過を阻害または促進して細胞機能を調節する．

　たとえば，知覚神経に存在するナトリウムチャネルは，活性化により Na^+ イオンを神経細胞内に流入させ痛みの伝達に関与する．したがって，ナトリウムチャネルを阻害するリドカインのような薬物は，局所麻酔薬として痛みの除去に効果を発揮する．歯科医領域において抜歯の際の鎮痛に用いられたり，内視鏡検査 (胃カメラ) の際に咽頭反射を防ぐ目的で使用されたりする．

　輸送体は，特定のイオンや糖といった栄養物や神経伝達物質等さまざまな物質の細胞膜透過を担う蛋白質である．これを標的とする薬物の結合により，物質の輸送機能が変化し，細胞機能が調節される．

(伊藤政明)

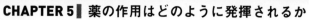

LECTURE 5-2 薬物の用量と作用の関係

POINT

薬物は用量が少なければ身体に何ら変化をもたらさず，多すぎると副作用や有害作用の頻度が上昇する.

1 薬物の効果は，用法・用量によって決まる

薬物の用量と作用の関係で重要なことは，薬物は目的部位で一定以上の**濃度**に達しないと効果を発揮しないことである. かといって多く服用すると，最大作用の後は濃度が高くなっても効力は変わらないため，むしろ副作用や有害作用の頻度が上昇する. そのため，薬物には有効量が定められており，用法・用量を守ることが必要である.

2 薬物の血中濃度には個人差がありさまざまな要因の影響を受ける

血中濃度は，薬物の投与量により影響を受ける. 薬物を生体に投与した場合，一般的にはその用量が少なければ身体に何ら変化をもたらさない. 用量を増やしていくと，目的とする効果が現れてくる. 血中濃度の上がり方には個人差や加齢による影響もあり，さらには併用薬等の影響も強く受ける (薬物相互作用) ことに注意しなければいけない.

3 薬物の用量と効果は相関する

ある薬物を動物に用量を増やしながら投与していったときに，横軸に用量，縦軸に目的の効果が現れる個体の割合について表した曲線を**用量反応曲線** (dose-response curve) という (図).

この曲線において，効果が現れる最小限の用量を最小有効量といい，それ以下の用量を**無効量**という. さらに投与量を多くすれば，血中薬物濃度がその分増加し，薬の効果も強くなる (**有効量**). ところが投与量を増やし続けて最大有効量を超えると中毒症状等副作用が現れてくる (**中毒量**). さらに投与量を増やすと死亡するケースが出てくる (**致死量**).

投与した動物の約半数に効果を示す用量を，**50%有効量** (50% effective dose：ED_{50}) という. この値は，薬物の効力を示す指標となり，値が小さいほど効力が強いことを意味するが，投与方法や試験動物によって変化することに注意が必要である.

また，投与した動物の約半数が死亡する用量を，**50%致死量** (50% lethal dose：LD_{50}) という. さらに中毒症状の発生割合を指標にしたものを50%中毒量 (50% toxic dose：TD_{50}) という.

LD_{50}をED_{50}で割った値を**治療係数** (therapeutic index) あるいは治療指数とよび，薬物の安全性を示す指標とされる. この値が大きいほどその薬物の安全性が高いことを意味する. つまり，効果を示す用量に比べてより多くの用量を投与しなければ致死量に達しないということである.

たとえば，抗不安薬のジアゼパムの治療係数は約100であり，心不全治療薬のジゴキシンは約2〜3である. ジゴキシンのように治療係数が小さい薬物は，患者ごとにその血中濃度を測定して用量を設定あるいは調整する. これを血中薬物モニタリングとよぶ (☞ **LECTURE 6-1**).

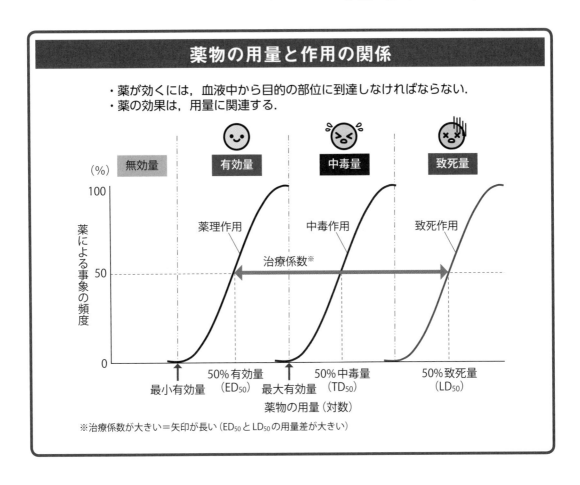

薬物の用量と作用の関係

・薬が効くには，血液中から目的の部位に到達しなければならない．
・薬の効果は，用量に関連する．

無効量　有効量　中毒量　致死量

薬理作用　中毒作用　致死作用

治療係数※

50%有効量（ED_{50}）　50%中毒量（TD_{50}）　50%致死量（LD_{50}）

最小有効量　最大有効量

薬物の用量（対数）

（%）薬による事象の頻度　100　50　0

※治療係数が大きい＝矢印が長い（ED_{50}とLD_{50}の用量差が大きい）

4│ 小児用量の算出方法

　幼児や小児に対する薬物の用量は，添付文書の記載に従うのが原則である．しかし，小児用量が添付文書に記載されている医薬品は全体の30%程度とされており，情報は十分でないことが多い．
アウグスベルガーの式：成人用量と，投与する小児の年齢を用いて小児用量を算出する方法である．ただし，1歳以上に用いられる．

$$小児薬物投与量 ＝ \frac{（年齢 \times 4）＋20}{100} \times 成人量$$

　また，アウグスベルガーの計算値に基づいて，成人用量に対する小児用量の比率を分数で表したフォンハルナックの換算表も用いられる．目安は小学校1年生で成人量の半分くらいである．

5│ 高齢者への薬物投与

　加齢に伴い，肝臓の機能低下による代謝能力の低下や腎機能の低下による薬物排泄能力の低下がみられ，高齢者では薬物の効果が成人よりも強く現れることがあるため，注意が必要である．

（伊藤政明）

CHAPTER 5 薬の作用はどのように発揮されるか

LECTURE 5-3 薬物の作用と副作用

> **POINT**
> 薬物の作用には主作用と副作用がある．治療目的にかなったものが主作用となるが，副作用がすべて好ましくない反応とは限らない．

1 副作用のない薬物は存在しない

前項で，薬物は標的分子に結合して作用を発揮することを述べたが，多くの薬物は，1種類の標的分子だけでなく，他の標的分子にも結合し作用する．

また，薬物の多くは生理活性物質の作用を強めたり弱めたりすることで治療効果を発揮するが，生理活性物質の作用は多岐にわたるため，治療目的外の作用を発現する場合がある．このように，生体において薬物の示す作用（薬理作用）は多岐にわたる．

したがって，すべての薬物は，生体での効果に**有益**な面と**不利益**な面を併せもつといってよい．薬による病気の治療は，これらの薬物の作用の特徴をふまえて，薬物による危険性（不利益な面）が病気による害悪を下回る場合，すなわち薬物の使用に**有益性がある**と判断された場合に行うことが基本となる．

2 薬物の作用と副作用

薬物の薬理作用のうち，治療に利用するものを**主作用**とよび，それ以外の作用を**副作用**という．すなわち，治療目的外の作用はすべて副作用となる（**図**）．

たとえば，抗炎症薬で解熱鎮痛作用をもつ薬物として有名なアスピリンは，プロスタグランジンという物質の産生を抑制して発熱や痛みを緩和し，炎症を抑制する．また，アスピリンには，解熱鎮痛作用を示すよりも少量でトロンボキサンという物質の産生を抑制して血液を固まりにくくする作用もある．

アスピリンを風邪症状の患者に投与した場合，プロスタグランジン産生を抑制して熱を下げ，頭痛を軽減してくれる．一方で，トロンボキサンの産生を抑制して出血傾向が高まる恐れがある．

さらに，プロスタグランジンは胃の粘膜保護に重要な働きをしているため，アスピリン投与により胃潰瘍等の副作用を起こす恐れがある．

このように副作用には，投与した薬物が目的とは別な標的に結合した結果生じるものと，薬物の主作用の延長上にあり避けられないものがある．

3 副作用は悪いものばかりではない

薬物の副作用はすべてが患者にとって望ましくない作用であると思われがちだが，副作用の中には患者によっては**有益**な作用が含まれていることもある．

たとえば，抗ヒスタミン薬として有名なジフェンヒドラミンは，ヒスタミンという生理活性物質の作用を抑制して，じんましんや虫刺されによるかゆみを抑制する等抗アレルギー作用を示す．一方で，脳内のヒスタミンの作用を抑制して強い眠気を催す．

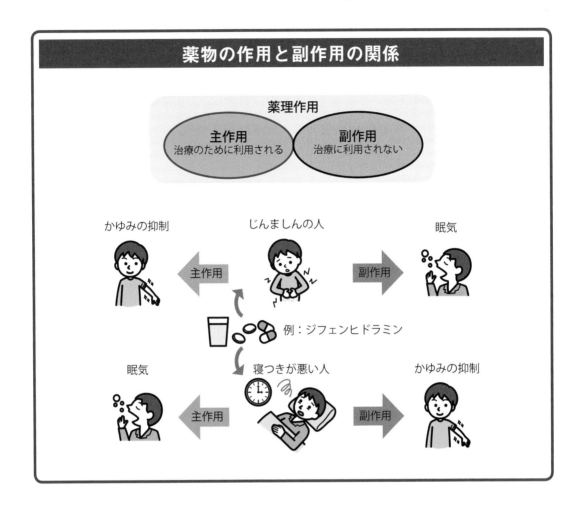

アレルギー症状の患者にジフェンヒドラミンを投与した場合，眠気は副作用でしかないが，眠れない患者に用いた場合は睡眠改善作用が期待でき主作用となり得る．実際，ジフェンヒドラミンは，睡眠改善薬として「ドリエル」等の商品名で一般用医薬品としても市販されている．

また，前述のアスピリンも少なめの用量で発揮される血栓形成の抑制作用を主作用として，脳梗塞や心筋梗塞等の予防や既往歴のある患者の再発防止を目的に臨床で広く投与されている．

このように，対象とする症状により，同じ薬物の作用でも**主作用と副作用の認識が変わる**ことがある．**副作用のない薬物は存在しない**ことを十分に理解し，薬物を服用している患者に接する際には副作用の発現について常に注意しなければならない．

(伊藤政明)

LECTURE 5-4 薬物の副作用と有害反応

POINT

薬物の作用には，治療に利用できる有益なもの（主作用）と治療に利用されないもの（副作用），有害にしかならないもの（有害作用）がある．

薬物が生体で示す多くの薬理作用のうち，治療目的外の作用はすべて副作用となる．副作用には利用できる有益なものと，有害にしかならないものがある．

薬物の**有害反応**とは，病気の予防，診断もしくは治療等の目的で生体に薬物を投与して現れた反応のうち，患者にとって好ましくない反応で薬物との因果関係が否定できないものをいう．

1 薬物の主作用・副次的作用に関連する有害反応

薬物の主作用に関連する有害反応は，治療目的の薬理作用が過剰に生体に影響を与えた結果引き起こされるもので，たとえば高血圧治療薬投与による過度の血圧低下がある．また，直接的な薬理作用によるものではなく，その影響により二次的に引き起こされる有害作用もある．たとえば，抗生物質の長期投与による菌交代症等である．

一方で，主作用とは関連せず，その薬物がもつ副次的な作用の結果生じる反応がある．たとえば，ループ利尿薬投与による低カリウム血症等である．

2 薬物によるアレルギー反応

薬物に対するアレルギー反応は，薬物誘発性アレルギー反応とよばれる．薬物を服用した患者がすべて起こすわけではないが，その頻度は**2〜25%**と有害作用の中でも最も高い．

生体に投与された薬物あるいはその代謝物が，何らかの仕組みにより，抗原性を獲得して免疫系を活性化することで起こる．その症状は，皮膚に現れたり，急激なショックを引き起こしたり，血液成分の障害，肝臓や腎臓の機能障害等，非常に多様である．

アナフィラキシーショックは，即時型（Ⅰ型）アレルギー反応で進行が速く，通常薬物の服用後**2**時間以内に起こる．一度薬物によるアレルギーを起こした人は再度起こす可能性が高い．血圧の低下や呼吸困難から死に至ることもある．原因薬物としては，抗生物質のペニシリン等がある．薬物以外にも，複数回ハチに刺されたり，特定の食品の摂取で起こったりすることもある．救命には，アドレナリンの皮下注射が有効である．

3 アレルギー性肝障害

薬物誘発性アレルギー反応による**肝炎**が起こり，その機能が障害される．

軽度の場合は，自覚症状がないことが多い．肝機能マーカーであるASTやALTが高値を示す．ビリルビンが胆汁中に排泄されず血中に滞留するため，皮膚や白眼が黄色くなる（黄疸）．また，薬物が直接的に肝細胞に毒性を示し，肝障害が起こることもある．

薬物の副作用と有害反応の関係

薬理作用 ─┬─ 治療目的の作用＝ **主作用**
　　　　　└─ 治療目的外のすべての作用＝ **副作用** ─┬─ 有益な作用
　　　　　　　　　　　　　　　　　　　　　　　　　└─ 有害でしかない作用＝ **有害作用**

薬の作用によって表れる反応のうち，人体にとって好ましくない反応＝**有害反応**

【人体に現れる有害反応】
①主作用による有害反応（例：糖尿病治療薬のインスリンによる過度の低血糖）
②主作用の二次的な作用による有害反応（例：副腎皮質ステロイド薬の長期投与による易感染性）
③主作用に起因しない副次的反応（例：β遮断薬による気管支喘息の悪化）
④薬物によるアレルギー反応（アナフィラキシーショック，薬疹）
⑤アレルギー性肝障害
⑥重篤な皮膚粘膜障害（スティーブンス・ジョンソン症候群，ライエル症候群など）
⑦薬剤性腎障害
⑧催奇形性

4 重篤な皮膚粘膜障害

　薬物誘発性アレルギー反応により，皮膚に湿疹（薬疹）が出ることがある．その程度が全身に及ぶと**皮膚粘膜眼症候群**（スティーブンス・ジョンソン症候群），さらに重篤化すると**中毒性表皮壊死融解症**（Toxic epidermal necrolysis：TEN，ライエル症候群ともよばれる）を呈し，致命的になることもある．原因薬物の中止が肝要である．

5 薬剤性腎障害

　腎臓は薬物の排泄において重要である．薬物や代謝物に暴露されて尿細管が壊死することがある．また，腎臓のろ過機能は腎臓の血流量に大きく依存するが，薬物の中には腎血流量を低下させて腎障害を起こすものがある．

6 催奇形性

　主に妊娠初期に薬物の毒性により胎児が障害を受け，身体上の構造奇形（先天性奇形）をもつ子どもが生まれることがある．このような薬物を**催奇形性がある**という．
　催奇形性の発生機序は不明であり，また予測には限界がある．妊婦は治療上の有益性がなければ基本的には薬物を服用しないことが原則である．

（伊藤政明）

LECTURE 6-1 薬物の血中濃度

POINT
生体に投与された薬物は，吸収→分布→代謝→排泄の過程をたどる．薬物の効果は，薬物の血中濃度と強く関連する．

1 薬の生体内での運命

薬物による治療ではさまざまな投与経路が利用される．たとえば，点眼，経口投与，肺からの吸入投与，舌下投与，舌下スプレーによる粘膜投与，皮膚への貼付 (経皮投与)，直腸からの坐薬 (経腸投与)，そして注射投与等がある．薬物はその投与経路に応じて適切な剤形に製剤化されている．

生体内に薬物が投与された後どのような運命をたどるかを考えてみよう．例として経口投与された薬物 (内服薬) は，消化管で吸収されたのち血中に入り，肝臓を通ってから全身をめぐりながら各組織に移行 (分布) して標的分子に作用して効果を発揮する．またその過程で肝臓を通った薬物は解毒作用 (代謝) を受け，腎臓から尿として排泄される等して体内から消失していく．

この一連の過程は，薬物の**吸収** (absorption)，**分布** (distribution)，**代謝** (metabolism)，**排泄** (excretion) とよばれ，それぞれの頭文字をとって ADME と略される．

薬物が生体内で引き起こす作用 (主作用，副作用，有害作用) を理解するには，薬物の投与経路やその後の各過程においてどのような挙動を示すかを知ることが重要である．そして，それを応用することが薬物の作用を効率よく引き出し，有害な副作用を避けることにつながる．

2 薬物の血中濃度とは

経口投与された薬物は主に腸で吸収され，血液循環により目的の部位まで運ばれ薬理作用を発揮する．このとき血液に溶けている薬物の濃度を**血中薬物濃度**という．

薬物の効果は，目的部位である器官や組織における薬物濃度に関連する．また，薬物の目的部位での濃度は血中薬物濃度と関連する．したがって，薬物の効果は，薬物の血中濃度と強く関連することになる．

3 薬物の血中濃度と作用の関係

薬物の血中濃度は，投与量に大きく影響を受ける．薬物が投与された後，生体内に吸収されるにつれてその血中濃度は上昇し，ある濃度 (**最小有効濃度**) を超えたときに生体反応としての薬効が現れる．血中濃度はある時点でピーク (最大血中濃度) に達し，その後は低下していく (**図**)．

これは，生体内に吸収された薬物の代謝や排泄の速度が，吸収や分布の速度を上回るためである．そして，血中濃度が最小有効濃度を下回ると薬効は消失する．すなわち「薬が切れた」状態になる．

一度に多くの薬物を服用したり，十分な間隔を空けずに服用したりすると，血中濃度が上昇しすぎて副作用 (有害作用や毒性) 等の発生頻度が上昇することにつながる．

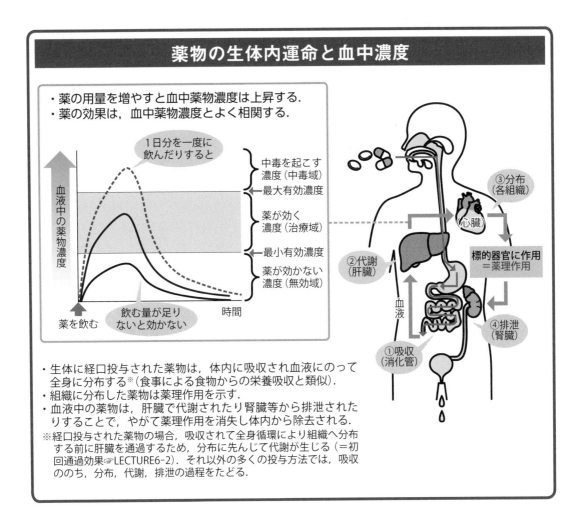

・薬の用量を増やすと血中薬物濃度は上昇する.
・薬の効果は，血中薬物濃度とよく相関する.

・生体に経口投与された薬物は，体内に吸収され血液にのって
　全身に分布する※（食事による食物からの栄養吸収と類似）.
・組織に分布した薬物は薬理作用を示す.
・血液中の薬物は，肝臓で代謝されたり腎臓等から排泄された
　りすることで，やがて薬理作用を消失し体内から除去される.
※経口投与された薬物の場合，吸収されて全身循環により組織へ分布
　する前に肝臓を通過するため，分布に先んじて代謝が生じる（＝初
　回通過効果☞LECTURE6-2）.それ以外の多くの投与方法では，吸収
　ののち，分布，代謝，排泄の過程をたどる.

　このように，薬物の効果を引き出し副作用を回避するためには，ちょうどよい血中濃度に保つ必
要がある.そのためには，薬物の用法・用量を守ることが大切になる.
　用法とは，毎食後や就寝前等の服用時点を指示するものであり，**用量**は1回当たりの服用量であ
る.これらは患者の状態や年齢・体重等を考慮して決められている.

4 薬物血中濃度モニタリング

　薬物の血中濃度を測定・解析して，患者ごとに適した投与量や投与間隔を設計する方法がある.
治療薬物モニタリング (therapeutic drug monitoring：TDM) という (☞ **LECTURE 7-1**).
　主に以下のような薬物や患者に対して行われる.
①適切な血中濃度の範囲が狭い薬物（治療係数が小さい薬物）
②薬物動態および主作用・有害作用発現の個人差が大きい薬物
③肝臓や腎臓の障害を有する患者（必要に応じて）

（伊藤政明）

CHAPTER 6 | 生体内での薬の動き

LECTURE 6-2 　薬物の吸収と分布

POINT

投与された薬物は，体内に吸収され血液中に入り，組織に分布して効果を示す.

---

1 | 薬物の吸収 (図①)

　<u>吸収</u> (absorption) とは，薬物が投与されてから循環血液中へ移行するまでの過程を指す. 吸収の過程では，静脈内投与 (静脈注射) を除いて薬物は1回以上生体膜を通過しなければならない.

　経口投与された薬物は，まず胃で (製剤の種類によっては腸で) 溶解した後，小腸，大腸へと移動していくが，この過程で消化管粘膜を通過して体内に吸収される.

　薬物の吸収は，消化管が積極的に薬物を取り込むのではなく，薬物が濃度の高いほう (消化管内) から低いほう (消化管組織) へ<u>受動拡散</u>していく現象である. その他，輸送体を介して輸送される仕組みも存在する. そのため，一部の薬物の吸収は食事や他の医薬品による影響を受ける.

　生体膜は脂質二重膜であるため，脂溶性の高い薬物は透過しやすく，逆に水溶性の高い薬物は透過しにくい.

2 | 各組織への分布 (図②)

　<u>分布</u> (distribution) とは，吸収された薬物が血中から生体内の各組織へ移行する過程を指す. この過程では，血液中から組織へ薬物が透過する必要がある.

　多くの薬物は血液中でアルブミン等の<u>血漿蛋白質</u>と結合した薬物 (結合型薬物) と，結合していない薬物 (遊離型薬物) の2つの形態で循環している. 遊離型薬物のみが血中と組織を移動でき，組織において受容体等の標的分子に結合して薬理作用を発揮できる. 一方，アルブミン等の分子量の大きな蛋白質と結合している結合型薬物は，生体膜を透過できず血管外に移行できないため薬理作用を発揮できない.

　血液中の薬物が血漿蛋白質と結合している比率を<u>蛋白質結合率</u>とよぶ. 他の薬物の併用や疾患に伴うアルブミン量の減少により，薬物の蛋白質結合率は変化し，薬理作用にも影響を及ぼすことになる.

　たとえば，抗凝固薬のワルファリンと抗炎症薬のアスピリンを併用すると，ワルファリンの単剤投与に比べて，併用したときの遊離型のワルファリン量が増えて薬理作用が増大し，出血傾向等の有害作用が現れる可能性が高まる.

　分布には薬物の脂溶性も大きく影響する. 脂溶性の高い薬物は生体膜を透過しやすく，また脂肪組織等に蓄積することもある. したがって体内に長く存在し，作用が持続したり，有害作用が生じたりする可能性が高くなる.

3 | 肝臓での代謝

　経口投与された薬物の場合，薬物は胃や消化管で溶解した後，主に十二指腸や小腸で吸収され毛

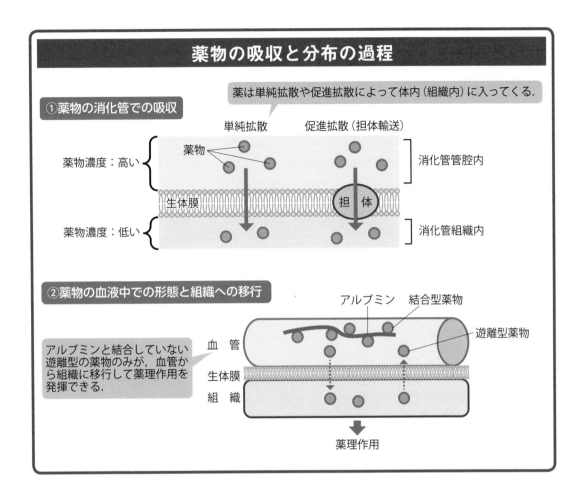

細血管から血液中に移行する．この過程で消化管粘膜に存在する薬物代謝酵素で一部の薬物が代謝（分解）される．また，吸収された薬物を含む血液は全身循環に到達する前に**門脈**を通り肝臓を通過する．

　肝臓には多くの薬物代謝酵素が存在しており，多くの薬物はこの過程で代謝を受ける．これを**初回通過効果**（first-pass effect）とよぶ．したがって，この効果を受けた残りの薬物が，全身循環に到達して効果を示すことになる．

　投与された薬物が生体内（全身循環）に取り込まれる割合を**生物学的利用率**（バイオアベイラビリティ）という．また，初回通過効果を強く受ける薬物や肝臓で代謝される薬物を経口投与した場合，肝機能が低下している人は，薬物を代謝する能力が低いため，正常な人に比べて全身循環に到達する有効成分量が多くなり，効き目が過剰に現れたり，副作用の発生頻度が上昇したりする．

　一方，静脈内注射された薬物は，直接循環血液中に入る．つまり吸収過程や初回通過効果を経ないため投与薬物のほぼ100％が血中に入ることになり，作用発現は迅速である．その他，皮下注射や筋肉内注射があるが，これらの投与経路による作用発現は，経口投与よりも速やかであるが，静脈内投与よりは遅い．

（伊藤政明）

CHAPTER 6 | 生体内での薬の動き

LECTURE
6-3
薬物の代謝

POINT

薬物の代謝は，主に肝臓でシトクロム P450 という酵素群によって行われる.

代謝 (metabolism) とは，肝臓や消化管で薬物が分解され，生体内に存在する他の物質と結合する等して構造が変化する過程を指す．その結果，薬物は作用を失ったり，逆に作用が現れたりする．薬は生体にとって異物であり，できるだけ速く処理 (解毒) して体外へ出そうとする．この過程で働くのが代謝である.

1 薬物代謝の特徴

薬物の代謝は主に肝臓で行われる．一部は小腸粘膜でも起こる．代謝反応には，第I相反応とよばれる酸化還元，加水分解反応の他，第II相反応の抱合反応がある.

第I相反応は薬物代謝に最も多く関与しており，また細胞内ミクロソームに存在する<u>シトクロム P450 (CYP)</u>という酵素群によって行われる.

多くの薬物は代謝を受けると水に溶けやすい物質に変わり，薬物の活性は失われるか低下する.

CYP には複数のアイソザイム[※1]が存在する．代謝反応に関与する割合の高い CYP の代表例として CYP3A4 や CYP2D6 等がある．CYP は基質に対する特異性が低く，1 つの酵素が複数の薬物の代謝に関与したり，1 つの薬物の代謝に複数の CYP が関与したりする．CYP の酵素活性は，ヒトによって差 (遺伝子多型[※2]等の個体差，人種差等) がある．CYP の酵素量は他の併用薬物で変動したりする.

このような特徴から，CYP 活性が異なる場合，薬物の効果や副作用の個人差の原因になることが多い.

※1　機能は同じだが，分子構造が異なる酵素.
※2　同じ機能蛋白質の遺伝子を構成している DNA の塩基配列の個体差.

2 CYP は誘導されたり，阻害されたりする

エタノールや薬物のフェノバルビタールを繰り返し投与すると肝臓の CYP が**誘導** (☞ LECTURE 7-3 の注釈) されて量が増えることが知られている．このときに，誘導される CYP で代謝を受ける他の薬物を併用すると，その血中濃度が低下して効果が減弱する可能性がある.

逆に CYP の働きを<u>阻害</u>する薬物や食品もある．たとえば，アゾール系の抗真菌薬ケトコナゾールは CYP を阻害する．また，食品ではグレープフルーツの苦味成分に CYP を阻害する作用がある (☞ LECTURE 7-4)．これらとともに CYP で代謝される高血圧治療薬のカルシウム拮抗薬を併用すると，カルシウム拮抗薬の消化管での代謝が抑制されて吸収される薬物量が増加し，また肝臓での代謝も抑制される．その結果，血中濃度が上昇して効力が増強し，過度に血圧が低下する危険性があるため，避けなければいけない.

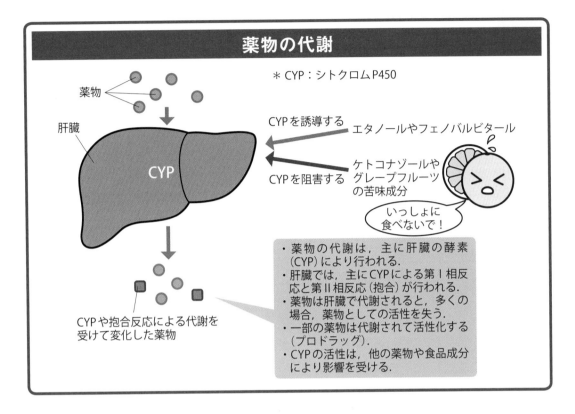

薬物の代謝

＊CYP：シトクロムP450

薬物

肝臓

CYP

CYPを誘導する → エタノールやフェノバルビタール

CYPを阻害する → ケトコナゾールやグレープフルーツの苦味成分

いっしょに食べないで！

CYPや抱合反応による代謝を受けて変化した薬物

- 薬物の代謝は，主に肝臓の酵素（CYP）により行われる．
- 肝臓では，主にCYPによる第Ⅰ相反応と第Ⅱ相反応（抱合）が行われる．
- 薬物は肝臓で代謝されると，多くの場合，薬物としての活性を失う．
- 一部の薬物は代謝されて活性化する（プロドラッグ）．
- CYPの活性は，他の薬物や食品成分により影響を受ける．

3 ┃ 薬物の代謝は肝機能に影響を受ける

　肝障害等を起こし肝機能が低下している人に，肝臓で代謝される薬を経口投与した場合，医薬品を代謝する能力が低いため，健常人に比べて全身循環に到達する有効成分量が多くなる．高齢者では，成人に比べ肝臓への血流量が低下していることが多く，代謝能が低下しているため，薬物の効果が強く現れることがある．

　薬物の中には代謝を受けて薬理作用を発揮するものもあり，それらは活性代謝物とよばれる．また，薬物の副作用や毒性軽減，体内動態の改善等を目的に，あえて代謝により活性化されるように設計されている薬物もあり，それらは**プロドラッグ**とよばれる．たとえば，パーキンソン病治療薬のレボドパは，それ自身には作用はなく，吸収されたのち脳内に移行してから代謝されてドパミンとなり，効果を示すように設計されている（☞ LECTURE 10-2）． （伊藤政明）

コラム ┃ グレープフルーツ以外に気をつけるべき柑橘類と気にしなくてよい柑橘類

　グレープフルーツは一部のカルシウム拮抗薬（高血圧治療薬）との相互作用が知られている（☞ LECTURE 7-4）．相互作用を起こす成分は，グレープフルーツの中でも特に果皮に多く含まれている．また，ピンクやルビー種よりも白色種のグレープフルーツに多く含まれる．グレープフルーツ以外では，夏みかん・ダイダイ・サワーオレンジ・ブンタン（ザボン）・スウィーティー・ハッサク・晩白柚・金柑・ライム等といった柑橘類は相互作用が起こる可能性が高い．柑橘系以外の食品ではパセリ・セロリ・ミツバ・イチジクが挙げられる．逆に，温州みかん・カボス・バレンシアオレンジ・マンダリンオレンジ・ネーブル・日向夏・レモン・ゆず等は薬物と相互作用を起こす可能性が低い． （大滝康一）

LECTURE 6-4 薬物の排泄

POINT

薬物は主に尿や糞便として体外に排泄される. 腎臓は薬物の排泄器官として重要である.

　排泄 (excretion) とは, 薬物が主に尿や糞便 (胆汁酸排泄) とともに体外に排出される過程を指す. 腎臓は, 薬物の排泄器官として重要な役割を果たしている. 一部の薬物は, 肝臓で胆汁中に排泄される. その他, 汗腺や乳汁, 呼気からも薬物は排泄される.

1 腎臓における排泄機構 (図①)

　腎臓からの尿中への薬物の排泄は, 主に以下の3つの機構により行われる.

①糸球体ろ過

　血中の薬物は, そのままあるいは代謝を受けた後, 腎臓の糸球体で水とともに**ろ過**されて原尿となり尿細管に送られる. このとき遊離型薬物のような小さい分子量のものはろ過されるが, 結合型薬物のような大きな物質はろ過されない. したがって, 薬物の蛋白質結合率は, 糸球体ろ過による排泄に大きな影響を及ぼす.

②尿細管分泌

　薬物が血液中から尿細管上皮細胞のトランスポーターを介して原尿中に移行する機構である. 薬物の中には同じトランスポーターで分泌されるものや, その機能を阻害するものもあり, 併用により他方の薬物の排泄に影響を及ぼす.

③尿細管再吸収

　糸球体でろ過されて生成する原尿は1日約180Lにも達するが, その99%が**再吸収**され実際の尿量は**1日1〜1.5L程度**である. 薬物にも尿細管上皮細胞のトランスポーターを介して原尿中から再び血液中に戻ってしまう機構が存在する.

　このトランスポーターを標的とする痛風治療薬のベンズブロマロンは, 痛風の原因となる尿酸が尿細管で再吸収されることを抑制して尿中への排泄を促進し, 尿酸値を下げる効果がある.

　尿細管再吸収は, 尿中の薬物の脂溶性が高いと促進され, またイオン化した薬物は再吸収されない. 原尿中の薬物がイオン化するかどうかは, 尿のpHに大きく依存する.

　たとえば, 酸性の薬物である催眠薬フェノバルビタールによる中毒を起こしたとしよう. このとき尿のpHをアルカリ性にする炭酸水素ナトリウム等を投与することで, 尿中でのイオン化した薬物の比率を高め, 尿細管再吸収を抑制して体外への排泄を高めて治療する.

　このように, 腎臓は薬物の排泄器官として重要な役割を果たしており, 腎機能の低下した患者では, 薬物の排泄が遅くなる.

2 その他の薬物の排泄経路

　吸入麻酔薬は呼気から排泄され, 経口投与で吸収されなかった薬物や胆汁中に排泄された薬物は

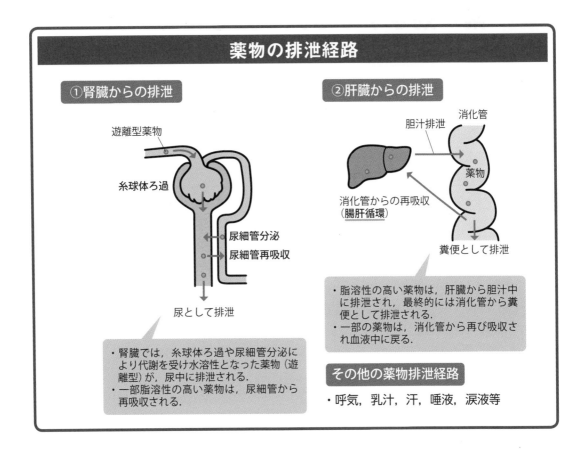

糞便から排泄される．また，結核治療薬のリファンピシンは橙赤色の薬物であるが，涙液からも排泄されコンタクトレンズが着色することもある．

乳汁中に排泄される薬物もあり，授乳している場合は乳児に影響するため注意が必要である．

3 ┃ 腸肝循環（図②）

代謝を受け水溶性が高まった薬物は，腎臓から尿中に排泄される他，胆汁中にも排泄される．胆汁中に排泄された薬物の一部が消化管から再び吸収され作用を示すことがある．この機構を**腸肝循環**といい，薬物の体内貯留や作用の持続を引き起こすことになる．例として，強力な鎮痛薬であるモルヒネが腸肝循環することは有名である．

このように，生体内に薬物を投与すると，吸収，分布，代謝，排泄といった多くの過程を経て効果を示すとともに体内から消失していく．

実際の薬物治療では，2種類以上の薬物を同時に併用投与することが少なくない．併用薬物がこれらの過程で相互に影響しあい，薬の効果や副作用の頻度に大きく影響することに注意しなければならない．

（伊藤政明）

薬が効きすぎる人・効きにくい人

> **POINT**
>
> 薬の効き方の違いには主に薬物動態学，薬力学，薬物代謝酵素がかかわっている．

1 薬の効き方と薬物動態学・血中薬物濃度 (図①)

　薬物動態学 (ファーマコキネティクス：PK)[1]では，身体の中の薬の動きをみる．薬は錠剤を口から飲んだ場合，胃で溶けて液状になり，溶けた薬は主に小腸で吸収される (**吸収**)．小腸の毛細血管に吸収された薬は門脈を経て肝臓に入る．肝臓に入った薬は酵素の働きにより一部分解される (代謝：経口投与の場合)．残った薬の成分は肝静脈から下大静脈を経て心臓に戻り，血流にのって全身に運ばれる (**分布**)．薬は全身にくまなく分布し，何度も体内を循環し，その間に肝臓で代謝され (**代謝**)，腎臓から尿中に排泄され (**排泄**)，少しずつ体内から消失していく．

　体内での薬の動きは通常，血液中の薬の濃度 (血中薬物濃度[2]) の値を指標として表し，投与する薬の量を調節するために用いる．すなわち，薬の効き方には，吸収，分布，代謝，排泄の過程が影響する**血中薬物濃度**が重要になる．

　個々の薬の血中薬物濃度が有効域に達しない場合は無効量となり薬の効果は発現せず，逆に過剰となった場合は中毒量となり重篤な副作用をきたすことがある．特に，肝臓での代謝機能が低下している人 (高齢者等)，腎臓での排泄機能が低下している人 (高齢者等) は，血中薬物濃度が高くなり，**薬が効きすぎる**ため注意が必要である．

※1 薬物動態を理解するためには，吸収 (absorption：A)，分布 (distribution：D)，代謝 (metabolism：M)，排泄 (excretion：E) の4つの過程を知ることが重要であるが，これら4つの頭文字をとってADME (アドメ) と表現される (☞ LECTURE 6-1)．

※2 薬物治療を行う場合は，有効血中薬物濃度とよばれる適度な血中薬物濃度の範囲を維持する必要がある．血中薬物濃度が低いと薬は効かず，高いと薬物中毒や副作用が発現する場合がある．抗てんかん薬等の安全域が狭い (治療係数が小さい) 薬は，患者ごとの薬の血中濃度を測定し，治療薬物モニタリング (therapeutic drug monitoring：TDM) による解析をもとに，最適な投与量を設定する (☞ LECTURE 6-1)．

2 薬の効き方と薬力学 (図②)

　薬力学 (ファーマコダイナミクス：PD) では，体内で薬が働く作用部位における薬の濃度と作用の関係をみる．薬力学の情報は薬の治療効果 (痛みの緩和や血圧の低下等) と副作用との関係性の評価の指標になる．薬はその作用部位 (主に受容体[3]等) に作用し，治療効果を発揮するが，受容体における薬の濃度と受容体の感受性によってその効果は影響される．したがって，薬の効き方は，体内の薬の濃度に影響する薬物動態学 (PK) と薬力学 (PD) の両者が大きく影響する．

※3 薬が作用する標的器官の細胞膜表面，細胞質，または核内に存在し，特定の物質 (薬) と結合することで細胞にシグナルを伝え，応答を起こす蛋白質である．薬に対する受容体の感受性の違いにより，薬の効果の発現程度も異なってくる (☞ LECTURE 3-2)．

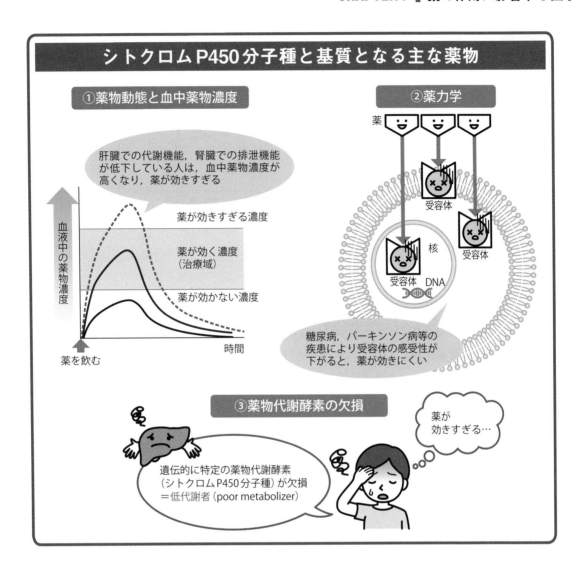

シトクロム P450 分子種と基質となる主な薬物

①薬物動態と血中薬物濃度

肝臓での代謝機能，腎臓での排泄機能が低下している人は，血中薬物濃度が高くなり，薬が効きすぎる

血液中の薬物濃度

薬が効きすぎる濃度

薬が効く濃度（治療域）

薬が効かない濃度

薬を飲む

時間

②薬力学

薬

受容体

核

受容体　DNA

受容体

糖尿病，パーキンソン病等の疾患により受容体の感受性が下がると，薬が効きにくい

③薬物代謝酵素の欠損

遺伝的に特定の薬物代謝酵素（シトクロム P450 分子種）が欠損 ＝低代謝者（poor metabolizer）

薬が効きすぎる…

---

3 ▏ 薬の効き方と薬物代謝酵素の遺伝子多型（図③）

　薬の効き方の個人差には，代謝が最も深く関係している．薬の代謝には多くの酵素が関与している．肝臓の**薬物代謝酵素**の多くはシトクロム P450（CYP）であり，CYP は基質特異性が低く，1 つの酵素が構造の異なる多くの種類の薬を代謝することができるため，最も重要な酵素である．特に個人差の原因となっている酵素の分子種は CYP2C19 と CYP2D6 である．これらの分子種の酵素活性が遺伝子多型により欠損している患者のことを低代謝者（poor metabolizer）とよび，基質となる薬の代謝による消失は著しく遅延する．すなわち，**薬が効きすぎる**ことになる．

　プロメタジン等のアレルギー疾患に用いられる抗ヒスタミン薬の多くは，主に CYP2D6 により代謝される．たとえば，CYP2D6 の低代謝者の患者が抗ヒスタミン薬の配合された市販の総合感冒剤を服用すると，抗ヒスタミン薬が代謝されず長期間にわたり高い血中薬物濃度が維持される．その結果，患者は強い眠気の副作用に悩まされることになる．

（亀井浩行）

CHAPTER 7 薬の作用に影響する因子

LECTURE 7-2

薬の作用と加齢の影響

POINT

加齢に伴って薬物動態に変化が生じ，薬物有害事象の発現リスクが増加する．特に注意を要する薬については頭に入れておこう．

1 加齢による薬物動態の変化

加齢に伴う**生理機能の変化**により薬物動態 (吸収，分布，代謝，排泄) も変化する．

①吸収：胃腸管運動・消化管機能は低下するが，薬物の吸収への影響は**ほとんどない**.

②分布：細胞内の水分量が減少し，循環血液量も少なくなり水溶性薬物の**血中濃度は高まりやすくなる**．一方，脂溶性薬物は体内に蓄積しやすくなる．低栄養等で血清アルブミン[1]濃度が低下した高齢者では薬物の蛋白質結合率が低下し，ワルファリンカリウム (血液凝固を防ぐ薬) 等の薬の効き方が強くなるため用量を少なくする等の注意を要する．

③代謝：肝血流や肝機能が低下するため，薬の代謝は低下する．肝臓で代謝される (肝代謝型)[2] 薬物の**血中濃度が高まる**ため，注意を要する．

④排泄：腎臓での糸球体ろ過量が低下することから，薬の排泄が低下する．このため，腎排泄型[2]の薬の**血中濃度が高まる**ため，注意を要する．

[1] アルブミンは，約600個のアミノ酸からできた分子量約66,000の比較的小さな蛋白質である．血漿蛋白質のうち約60%を占めており，100種類以上あるといわれる血漿蛋白質の中で最も量が多い蛋白質である．そのため，アルブミンの最も重要な役割は血管内に水を保持することである．

[2] 薬は体内に吸収された後，肝臓も腎臓も通過するが，脂溶性の高い薬物は肝臓で代謝されて薬の効き目を失い，代謝された薬物が尿中に排泄される．尿中に排泄される未変化体 (代謝されていないもの) の割合が40%以下のものを肝代謝型薬物といい，水溶性が高いために肝臓で代謝されずに未変化体のまま腎臓から排泄される割合が60%以上のものを腎排泄型薬物とよんでいる．

2 加齢による生理機能・薬物感受性の変化

循環器系の機能の低下による心拍出量の低下や動脈硬化により，各組織への循環血流量が低下する．これらは薬の吸収量の低下や肝機能の低下にもつながる．動脈硬化により血管壁が硬くなり，抗高血圧薬等の薬の効き方が弱くなることもある．加齢により**感受性が低下**する (薬の効き方が弱くなる) 薬物として，β遮断薬等がある．一方，加齢により**感受性が増大**する (薬の効き方が強くなる) 薬物として，不眠や不安等の症状に用いられるベンゾジアゼピン系薬剤があり，記憶障害，せん妄[3]，ふらつきによる転倒等の有害事象を発現することがあるため注意を要する．

[3] せん妄とは，急におかしなことを言い出したり，幻覚が見えたり，興奮したり，安静にできなくなってしまうことを指し，正しい判断や行動をするための脳機能が低下した状態である．

3 薬の相互作用と投与量

特に薬物代謝酵素シトクロム P450 (CYP) を介した相互作用が問題となることが多い．高齢者は生活習慣病をはじめ複数の疾患を抱えていることが多いため，服用する薬の種類も増加する．薬の

特に慎重な投与を要する薬物のリスト

分類	薬物（クラスまたは一般名）	代表的な一般名（すべて該当の場合は無記載）	対象となる患者群（すべて対象となる場合は無記載）	主な副作用・理由	推奨される使用法	エビデンスの質と推奨度
抗精神病薬	抗精神病薬全般	定型抗精神病薬（ハロペリドール，クロルプロマジン，レボメプロマジン等）非定型抗精神病薬（リスペリドン，オランザピン，アリピプラゾール，クエチアピン，ペロスピロン等）	認知症患者全般	錐体外路症状，過鎮静，認知機能低下，脳血管障害と死亡率の上昇．非定型抗精神病薬には血糖値上昇のリスク	定型抗精神病薬の使用はできるだけ控える．非定型抗精神病薬は必要最小限の使用にとどめる．ブチロフェノン系（ハロペリドール等）はパーキンソン病に禁忌．オランザピン，クエチアピンは糖尿病に禁忌	エビデンスの質：中推奨度：強
睡眠薬	ベンゾジアゼピン系睡眠薬・抗不安薬	フルラゼパム，ハロキサゾラム，ジアゼパム，トリアゾラム，エチゾラム等すべてのベンゾジアゼピン系睡眠薬・抗不安薬		過鎮静，認知機能低下，せん妄，転倒・骨折，運動機能低下	長時間作用型は使用するべきでない．トリアゾラムは健忘のリスクがあり使用するべきでない．他のベンゾジアゼピン系も可能な限り使用を控える．使用する場合最低必要量をできるだけ短期間使用に限る	エビデンスの質：高推奨度：強
抗うつ薬	三環系抗うつ薬	アミトリプチリン，クロミプラミン，イミプラミン等，すべての三環系抗うつ薬		認知機能低下，せん妄，便秘，口腔乾燥，起立性低血圧，排尿症状悪化，尿閉	可能な限り使用を控える	エビデンスの質：高推奨度：強
抗血栓薬（抗血小板薬，抗凝固薬）	抗血小板薬	アスピリン，クロピドグレル，シロスタゾール	心房細動患者	抗凝固薬のほうが有効性が高い．出血リスクは同等	原則として使用せず，抗凝固薬の投与を考慮するべき	エビデンスの質：高推奨度：強
糖尿病薬	チアリゾン薬	ピオグリタゾン		骨粗鬆症・骨折（女性），心不全	心不全患者，心不全既往社には使用しない．高齢者では，少量から開始し，慎重に投与する	エビデンスの質：高推奨度：強

〔日本老年医学会，日本医療研究開発機構研究費・高齢者の薬物治療の安全性に関する研究研究班（編）：高齢者の安全な薬物療法ガイドライン 2015．pp26-31．メジカルビュー社，2015 より抜粋〕

多剤併用の問題点として，患者の服薬の過誤や薬の相互作用による有害事象が挙げられる．
　加齢に伴う薬物動態の変化により，代謝低下による最大血中濃度の上昇や排泄低下による半減期の延長から薬物血中濃度が上昇しやすい．このため高齢者では，**少量**（一般成人量の1/3〜1/2程度）から投与を開始し，効果と有害事象を確認しながら慎重に増量していく（**表**）．　　　　（亀井浩行）

LECTURE 7-3 薬と薬の相互作用

POINT
薬の相互作用により，薬の効果に影響が出たり，有害事象の発現リスクが増加したりする．

　2種類以上の薬を併用した場合，薬の組み合わせにより，個々の薬ではみられない作用が現れたり，各々の薬の効きめが強くなったり弱くなったりすることがある．このことを**相互作用**という．この相互作用は，薬物動態の各過程で起こる．

1 吸収過程での相互作用（図①）

　ある種の薬を一緒に服用すると，吸収されにくくなったり，逆に吸収がよくなったりする場合がある．

①**吸収が遅延する場合**：制酸薬により，胃内のpHが上昇し，酸性薬物であるジゴキシン，ワルファリンカリウムの吸収が遅れる．テトラサイクリン系抗生物質やニューキノロン系抗菌薬は，乳製品中のCa^{2+}，鉄剤のFe^{2+}，制酸薬のMg^{2+}，Al^{3+}等とキレート[1]を形成すると，吸収が遅れる．

②**吸収が促進する場合**：制吐剤のメトクロプラミドは，解熱鎮痛薬のアセトアミノフェンの吸収を促進し，効きすぎることがある．

[1]　キレートとは，複数の配位座をもつ配位子による金属イオンへの配位結合のことであり，二価または三価の金属イオンが薬剤と結合して消化管内で難溶性のキレートを形成して，薬剤の吸収を阻害する．

2 分布過程での相互作用（図②）

　吸収された薬は，血液中に入り血漿蛋白質の**アルブミン**と結合し，標的組織に運ばれていく．血液中で薬物は，このアルブミンと結合した結合型薬物と，結合していない遊離型薬物として存在し，結合型薬物は薬の効果を発揮せず，遊離型薬物になってはじめて効果を発揮する（☞ LECTURE 6-2）．

　このアルブミンと結合する力が強い薬を一緒に服用すると，結合する力の弱い薬の遊離型が多くなり，薬の作用が強く出ることがある．たとえば抗炎症薬のインドメタシンと血栓を予防する薬であるワルファリンカリウムを併用すると，インドメタシンが血液中のアルブミンとより強く結合し，遊離型のワルファリンカリウムが増え，その作用が強く現れ，副作用である出血傾向が出てくる．

3 代謝過程での相互作用（図③）

　血液の流れに乗って標的組織に到達した薬は，そこで効き目を現すが，肝臓の酵素で代謝され効果がなくなる．薬によっては，この**薬物代謝酵素**の働きを強めたり[2]，逆に弱めたりするものがある．また，同じ酵素で代謝される薬を一緒に服用すると，競い合って代謝が遅くなることがある．代謝が早まればすぐに効き目がなくなり，代謝が遅くなれば効果が長く続く．

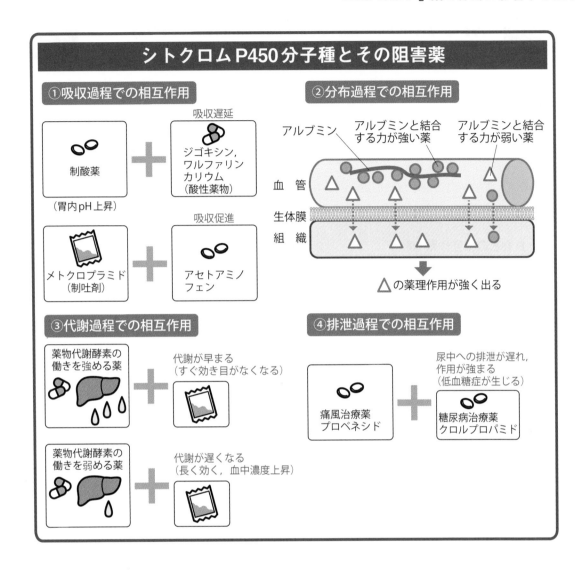

気管支拡張剤のテオフィリンは，**シトクロム分子種**のCYP1A2による代謝をニューキノロン系抗菌薬が阻害するため，テオフィリンの血中濃度が上昇し，中毒症が現れることがある．

※2　化学物質への曝露により代謝酵素の含量が増加する現象を酵素誘導とよび，酵素誘導を引き起こす化学物質には薬物も含まれる．薬物の服用により酵素誘導が生じると薬物相互作用の原因になるほか，薬物の代謝が亢進して効果が出にくくなる（薬物耐性☞ LECTURE 8-4）場合もある．

4　排泄過程での相互作用（図④）

代謝された薬は，主として腎臓から排泄されるが，この過程でも相互作用が起こる可能性がある．
糖尿病治療薬のクロルプロパミドを痛風治療薬のプロベネシドと併用すると，プロベネシドがクロルプロパミドの尿中への排泄を遅らせることがある．そのため，クロルプロパミドが血液中に長くとどまり，作用が強まり低血糖症状を起こすことがある．
　　　　　　　　　　　　　　　　　　　　　　　　　　　　　　　　　　　　　　　（亀井浩行）

LECTURE 7-4 薬と食物・健康食品の相互作用

POINT

薬と食物・健康食品との相互作用により，薬の効果に影響が出たり，有害事象の発現リスクが増加したりする．

　医薬品と食物や健康食品との相互作用とは，摂取した食物や健康食品が医薬品の作用に影響し，医薬品の効果が増強・減弱したり，薬物有害事象のリスクが高まったりすることをいう．

1 食物との相互作用（表①）

①**カフェイン**：胃潰瘍治療薬であるヒスタミンH_2ブロッカーのシメチジンは，カフェインの代謝酵素（CYP1A2，2C9，2C19，2D6）を阻害し，茶やコーヒー中のカフェインの中枢興奮作用を増強させ，振戦，不整脈，めまい，不眠等が発症することがある．

②**グレープフルーツ**：抗高血圧薬であるカルシウム拮抗薬のニカルジピンやニフェジピンは，グレープフルーツの摂取により血中薬物濃度が2倍に上昇し，降圧効果が過度に現れる．これはグレープフルーツの成分であるフラノクマリン類のベルガモチン等がニカルジピンやニフェジピンの代謝酵素のCYP3A4を阻害するためである（**参考**☞ LECTURE 6-3）．

③**牛乳，カルシウム含有飲料**：抗感染症薬のシプロフロキサシン，ノルフロキサシン，テトラサイクリン類の薬，骨粗しょう症治療薬のビスホスホネート類の薬は，牛乳やカルシウムを含む飲料（ミネラルウォーター等）と同時に服用すると飲料に含まれるカルシウムと薬がキレートを形成（薬の成分とカルシウムが結合）して吸収が悪くなり，薬効が十分現れない．

④**納豆**：血栓の形成を予防する抗凝固薬のワルファリンカリウムは，肝臓でビタミンK[1]と競合して血液凝固因子の生合成を阻害するため，ビタミンK依存性の第Ⅱ，第Ⅶ，第Ⅸおよび第Ⅹ因子の活性を低下させ，血液凝固機能を抑制する．これに対して納豆を食べると納豆菌が腸内でビタミンKを産生し，増加したビタミンKはワルファリンカリウムによる血液凝固機能の抑制を阻害するため，血栓形成の予防効果が生じにくくなる．

※1　ビタミンKを多く含む緑黄色野菜（パセリ等）も大量摂取しないことが望ましい．また，緑黄色野菜が主原料となっている青汁等の大量摂取についても注意する必要がある．

2 健康食品との相互作用

　セント・ジョーンズ・ワート：日本ではセイヨウオトギリソウとよばれ，ハーブに使用されている植物である．セロトニン再取り込み阻害作用やモノアミンオキシダーゼ阻害作用等も知られており，抗うつ薬としての応用が期待されている．一方，CYP3A4の酵素誘導作用が示唆されており，CYP3A4で代謝される医薬品の効果減弱をきたすことが懸念されている．対象となる医薬品は抗凝固薬のワルファリンカリウム，免疫抑制薬のシクロスポリン，タクロリムス，強心薬のジゴキシン，気管支拡張薬のテオフィリン，抗てんかん薬のフェニトイン，カルバマゼピン等が挙げられる．その他，医薬品との相互作用を示す主な健康食品を**表②**に示した．

（亀井浩行）

薬と食物・健康食品の相互作用

①食　物

食　物	代表的な医薬品	相互作用
カフェイン	胃潰瘍治療薬（シメチジン）	カフェイン代謝酵素を阻害し，中枢興奮作用を増強させ，振戦，不整脈，めまい，不眠等を引き起こす
グレープフルーツ	抗高血圧薬（ニカルジピン，ニフェジピン）	グレープフルーツの成分（フラノクマリン類）が薬の代謝酵素CYP3A4を阻害し，血中薬物濃度が上昇することで血圧が下がりすぎる
牛乳，カルシウム含有飲料	抗感染症薬（シプロフロキサシン，ノルフロキサシン，テトラサイクリン），骨粗しょう症治療薬（ビスホスホネート類）	牛乳と同時に服用するとキレートを形成し薬効が十分に現れない
納豆，パセリ，青汁	抗凝固薬（ワルファリンカリウム）	納豆菌が腸内でビタミンKを産生させることにより，またパセリや青汁に多く含まれるビタミンKの作用により，血液凝固抑制作用が阻害される

②健康食品

健康食品	代表的な医薬品	相互作用
セント・ジョーンズ・ワート	ワルファリンカリウム，シクロスポリン，タクロリムス，ジゴキシン，テオフィリン，フェニトイン，カルバマゼピン，アルプラゾラム 等	CYP3A4の酵素誘導により，CYP3A4で代謝される医薬品の効果が減弱する
シナモン（カシア）	肝臓を害する可能性のある医薬品（アセトアミノフェン，アミオダロン塩酸塩，カルバマゼピン，イソニアジド，フルコナゾール，エリスロマイシン，シンバスタチン等）	多量のシナモンの摂取は肝臓を害するリスクがあり，肝臓を害する可能性のある医薬品を服用している場合は多量のシナモンを摂取しないように注意する
ゴマ	カプトプリル，エナラプリルマレイン酸塩，ロサルタンカリウム，バルサルタン，ジルチアゼム，アムロジピン，フロセミド等	ゴマは血圧を低下させる可能性があるため，降圧薬とゴマを併用すると効果が強まり，血圧が下がりすぎるおそれがある
ヒバ	抗てんかん薬（フェノバルビタール，バルプロ酸ナトリウム，ガバペンチン，カルバマゼピン，フェニトイン等）	抗てんかん薬の効果を低下させるおそれがある
ジャックフルーツ	鎮静薬（クロナゼパム，ロラゼパム，ゾルピデム等）	ジャックフルーツは眠気を引き起こす可能性があり，鎮静薬との併用により過度の眠気を引き起こす可能性がある
インディアン・スネークルート	プロプラノロール	プロプラノロールの降圧作用を強め，血圧が低くなりすぎるおそれがある
	レボドパ	レボドパの効果減弱
ホエイプロテイン	レボドパ	レボドパの吸収抑制
グルコサミン塩酸塩	ワルファリンカリウム	ワルファリンカリウムの効果を強め，紫斑や出血が生じる可能性がある

LECTURE 8-1 剤形（薬のかたち）

> **POINT**
> 剤形は主に投与経路や適用部位により分類され，さらに形状，機能，特性により分類する．生薬は抽出方法に合わせて分類される．

1 経口投与する主な製剤

①**錠剤**：成形された固形の製剤で，一般的なものは胃で溶ける．噛み砕いて服用するチュアブル錠や，口腔内で溶解または崩壊させて服用する口腔内崩壊（OD）錠があり，水なしで服用できる．

②**カプセル剤**：ゼラチン等でつくられた円筒形の容器に粉状・顆粒状の薬を詰めた硬カプセル剤，液状やペースト状の薬を包み込み成型した軟カプセル剤がある．

③**散剤**：粉末状の製剤で，飛散しやすいが，錠剤やカプセル剤に比べ早く体内に吸収される．

④**顆粒剤**：粉末を固めて粒状に成形した製剤で，錠剤よりも水に溶けやすく散剤よりも飛散しづらい．

⑤**経口液剤**：液状または流動性のある製剤で，甘みや芳香のあるエタノールを含むエリキシル剤，甘味と酸味のあるリモナーデ剤，水に難溶の薬を懸濁させた懸濁剤，水に難溶の薬を乳化させた乳剤も含まれる．

⑥**シロップ剤**：糖類もしくは甘味剤を含む液状の製剤で，薬の味を隠し，小児でも飲みやすくしている．ドライシロップ剤は水を加えるとシロップ剤となる製剤である．

⑦**経口ゼリー剤**：流動性のない成形したゲル状の製剤で，薬を飲み込むのが難しい，水分摂取制限されているときに使用される．

2 口腔内に適用する製剤

①**口腔内錠剤**：固形の製剤で，口腔内で溶解・崩壊し，口腔や咽頭で局所作用するトローチ剤，舌下で溶解させ口腔粘膜から速やかに吸収させる舌下錠，頬と歯茎の間で溶解させ口腔粘膜からゆっくり吸収させるバッカル錠等も含まれる．

②**口腔用液剤**：液状または流動性のあるゲル状の製剤で，うがいにより口腔，咽頭等の局所に適用する含嗽剤も含まれる．

3 注射により投与する製剤

◎**注射剤**：皮下，筋肉内または血管等体内へ直接投与する無菌製剤である．皮下・筋肉内等に固形またはゲル状の薬を埋め込み長期に薬を放出させる埋め込み注射剤や，筋肉内等に投与し，長期に薬を放出させる持続性注射剤が含まれる．

4 気管支・肺に適用する製剤

◎**吸入剤**：薬を霧状にし，直接肺や気道に作用させる製剤で，内服薬よりも投与量が少ないという利点がある．

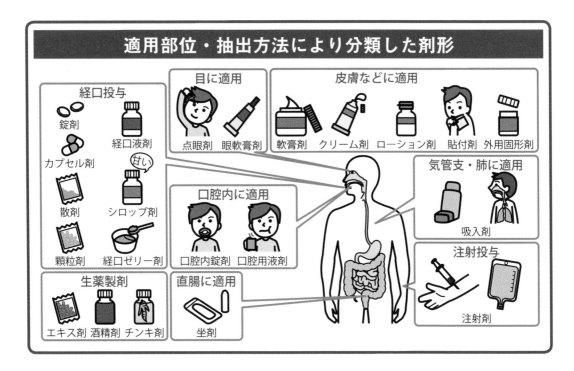

適用部位・抽出方法により分類した剤形

経口投与
錠剤
経口液剤
カプセル剤
散剤　シロップ剤
顆粒剤　経口ゼリー剤

目に適用
点眼剤　眼軟膏剤

皮膚などに適用
軟膏剤　クリーム剤　ローション剤　貼付剤　外用固形剤

口腔内に適用
口腔内錠剤　口腔用液剤

気管支・肺に適用
吸入剤

注射投与
注射剤

生薬製剤
エキス剤　酒精剤　チンキ剤

直腸に適用
坐剤

---

5 ┃ 目に適用する製剤

①**点眼剤**：眼組織に直接作用させる無菌製剤である.

②**眼軟膏剤**：眼組織に適用する半固形の無菌製剤である.

6 ┃ 直腸に適用する製剤

◎**坐剤**：肛門より直腸内に適用し，体温による溶融，水への溶解・分散により薬を放出する半固形の製剤である（座って服用する薬という意味ではない）.

7 ┃ 皮膚等に適用する製剤

①**軟膏剤**：皮膚に塗布する，薬を基剤に溶解もしくは分散させた半固形の製剤である.

②**クリーム剤**：皮膚に塗布する，薬を乳化した半固形の製剤である.

③**ローション剤**：薬を水性の液に溶解，乳化もしくは微細に分散させた外用液剤である.

④**リニメント剤**：皮膚にすり込んで用いる液状または泥状の外用液剤である.

⑤**貼付剤**：皮膚に貼付する製剤で，ほとんど水を含まない基剤を用いるテープ剤，水を含む基剤を用いるパップ剤も含まれる.

⑥**外用固形剤**：皮膚に塗布または散布する固形の製剤である.

8 ┃ 生薬製剤

①**エキス剤**：生薬の浸出液を濃縮した製剤である.

②**酒精剤**：揮発性の生薬成分をエタノールと水の混液に溶解した製剤である.

③**チンキ剤**：生薬をエタノールと水の混液で浸出した製剤である.　　　　　　　　（毛利彰宏）

LECTURE 8-2

薬の投与設計とその狙い

POINT

経口投与が最も一般的だが，薬の安定性や速効性等の目的から**注射投与**が，局所投与の目的から**吸入**，**経皮投与**等が選択される．

1 投与時期

薬の血中濃度は，薬の吸収・分布・代謝・排泄により規定され，低いと効果が現れず，高すぎると副作用の危険がある．そのため，以下の点に注意する．①薬の吸収に適した投与方法を選択する，②脂溶性の高い薬は組織に分布・蓄積されやすい，③代謝にかかわる肝機能，排泄にかかわる腎機能を検査値より評価し，薬の投与量および投与間隔を設計する．

反復投与したときの定常状態における血中濃度の最高値と最低値をピーク値およびトラフ値とよぶ．薬物血中濃度モニタリング（TDM）において，ピーク値が副作用発現未満に，トラフ値が薬効発現以上になるように投与量と投与間隔を設計する．血中濃度を一定に保つために，三度の食事や睡眠等，規則正しく行われる生活サイクルに基づいた薬の投与設計がなされる．「**食前**（ante cibos：a.c.）」は食事の30分前を指し，食物や胃酸の影響を受けやすい薬，食欲増進薬や制吐薬等に適応される．「**食間**（inter cibos：i.c.）」は食事の約2時間後を指し，空腹時に投与すると吸収がよい薬や，胃粘膜保護薬等に適応される（食事の途中で服用するのではない）．「**食後**（post cibos：p.c.）」は食事の30分後を指し，食物と一緒だと吸収がよくなる薬や，空腹時に投与すると胃が荒れる薬等に適応される．

2 経口投与（per os：p.o.）

患者本人で服用できるため，最も広く用いられている．経口投与された薬は，崩壊，分散，溶解の過程を経て溶液となったものが消化管粘膜から吸収されるため，剤形が効果の発現の早さ（一般に，経口液剤＞散剤＞顆粒剤＞カプセル剤≧錠剤）に影響する．

胃酸により分解される薬は，コーティングを施して**腸溶性製剤**として投与される．消化管（主に小腸）で吸収された薬は門脈を通り，肝臓を通過する．肝臓での代謝を受けやすい薬は全身に移行する前に代謝（肝初回通過効果）されるため，経口投与を避ける．

3 直腸内投与

薬（主に坐薬）を肛門内に挿入する．直腸の壁は薄く血液の循環が多いため，薬はすぐに吸収され，肝初回通過効果を回避できる．嘔吐している患者や意識のない患者にも使うことができる．

4 舌下投与

口腔粘膜に分布する毛細血管から薬を吸収させる方法であり，肝初回通過効果を回避できる．薬の吸収は比較的速いため，狭心症発作に対する**硝酸薬**（☞ LECTURE 12-3）等に適応される．

5 注射投与

注射投与は消化管から吸収されにくい薬や速効性が必要な場合に用いられる．

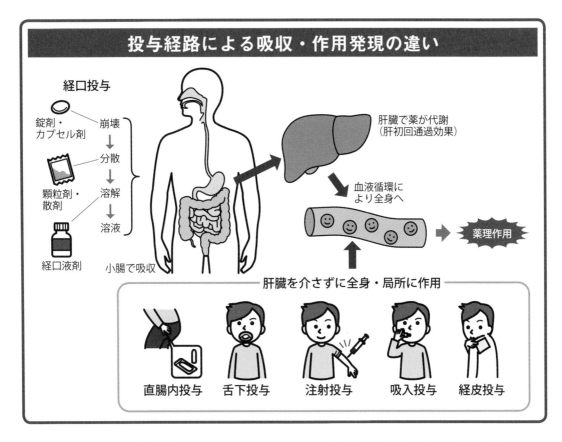

①血管内投与：**静脈内投与** (intravenous injection：i.v.) が最も一般的である．薬効は速やかで，血中濃度をコントロールしやすい．

②**筋肉内投与** (intramuscular injection：i.m.)：薬をゆっくり持続的に作用させられる．懸濁液や油性の注射薬でも投与でき，持効性注射剤 (デポ剤) ではこの投与方法が選択されることが多い．

③**皮下投与** (subcutaneous injection：s.c.)：皮下に分布する血管の血流に依存し薬をゆっくり持続的に作用させられる．筋肉内投与よりもゆっくり (約半分) 作用するため，血糖値を下げる**インスリン製剤**は皮下注射により原則投与される．一方，刺激のない薬しか投与できない．

6 ▌ 吸入投与

ガスやエアロゾル状の薬を吸入することにより，気道粘膜や肺の上皮から薬を吸収させる．喘息等の呼吸器疾患に対し，速効性が得られ，全身性の副作用を減らすことができる．

7 ▌ 経皮投与

持続的な局所的または全身的作用を目的として，薬を含んだ**経皮パッチ剤**を皮膚に貼付したり，軟膏やクリーム等を塗布したりする．経皮パッチ剤を使えば，薬をゆっくりと持続的に投与することができ，血中濃度を比較的一定に保つことができる．また，投与を中止したいときにははがせばよいため，**血中薬物濃度**のコントロールがしやすい．薬の投与が容易でその状況が確認しやすいため，薬の飲み込みが難しく，服薬の確認が難しい高齢者の患者に対して有効である．　　　　(毛利彰宏)

LECTURE 8-3 リスクマネジメント

POINT

ハイリスク薬や妊娠時の薬物治療は，有用性と危険性とのバランスを保ちながら治療・患者指導を行う.

1 ハイリスク薬のリスクマネジメント

薬の副作用やそれに関連する健康被害の防止に向けて，特に安全管理が必要な医薬品は<u>ハイリスク薬</u>とされている.

日本病院薬剤師会が定める『ハイリスク薬に関する業務ガイドライン』では，ハイリスク薬に対する共通するリスクマネジメント (薬学的管理指導) として5項目が挙げられている.

①患者に対する処方内容 (薬剤名，用法・用量等) の確認：患者にハイリスク薬の名前，いつ，いつまで服用するのかを情報提供するとともに，それを理解しているか確認する.

②服用患者のアドヒアランス[※1]の確認 (飲み忘れ時の対応を含む)：患者が，ハイリスク薬にどのような効果があるか，いつごろ効果が期待できるかを理解して積極的に治療に参加しているか，服薬状況を確認する.

③副作用モニタリングおよび重篤な副作用発生時の対処方法の教育：患者にどのような副作用が起こり得るか，いつごろどのようにその兆候を自覚するか，副作用に対してどのように対処すべきかを教育する.

④効果の確認 (適正な用量か，可能な場合は検査値の確認)：患者の状況に応じた適正な用量でハイリスク薬が使用されているか，検査値 (薬の効果)，副作用の有無を確認する.

⑤一般用医薬品やサプリメント等を含め，併用薬および食事との相互作用の確認：ハイリスク薬の効果や副作用の発現に影響する一般医薬品やサプリメント，併用薬，食事等を患者が摂取していないか確認・指導する.

※1 患者が積極的に治療方針の決定に参加し，その決定に従って治療を受けること.

2 主なハイリスク薬

主なハイリスク薬と個別に注意すべき点は以下のとおりである.

①<u>抗悪性腫瘍剤</u>：化学療法に対する不安への対応，疼痛緩和のための麻薬使用の確認等を行う.

②<u>免疫抑制剤</u>：感染症の発症や悪化防止，グレープフルーツ (ジュース) 等との相互作用等に注意する.

③<u>抗不整脈剤</u>：ふらつき，動悸，低血糖等の確認，定期的な心電図による催不整脈のモニタリング等を行う.

④<u>抗てんかん剤</u>：最近の発作状況から，適正な用量の確認，検査値のモニタリング等を行う.

⑤<u>血液凝固抑制剤</u>：手術時・抜歯等における服薬の休止・再開，過量投与の兆候 (あざ・歯ぐきからの出血) の確認とその対策，女性においては生理中の生活指導等を行う.

⑥<u>ジギタリス製剤</u>：ジギタリス中毒 (食欲不振，悪心・嘔吐，めまい，頭痛，不整脈) の発現の確

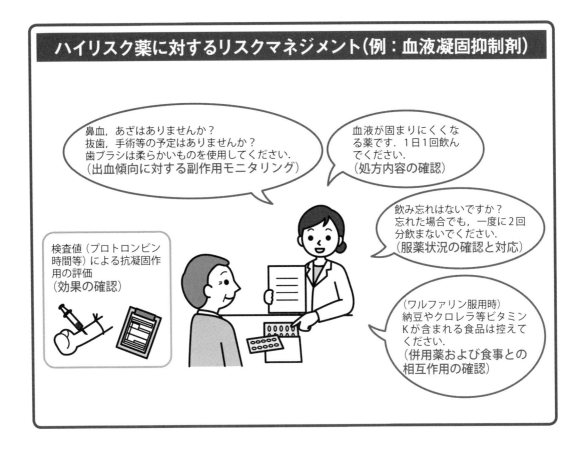

認とその対策，カリウム保持性利尿薬等の併用薬の確認等を行う．

⑦**テオフィリン製剤**：悪心，嘔吐，けいれん，頻脈等の過量服用に伴う副作用症状についての説明とモニタリング，喫煙やカフェイン摂取による相互作用の確認等を行う．

⑧**精神神経用薬**：服薬に対する意識が低い患者およびその家族への教育，自殺企図等による過量服薬の危険性のある患者の把握と服薬管理の徹底等を行う．

⑨**糖尿病用剤・膵臓ホルモン剤**（インスリン製剤）：低血糖および低血糖状態出現時の自覚症状とその対処法の指導，シックデイ[※2]への対処法，注射手技の確認等を行う．

⑩**抗HIV剤**：副作用の初期症状（発熱・発疹等）についての指導，体調変化の有無の確認等を行う．

※2　感染症や食欲不振等で食事ができないときのこと．

3 妊娠時の薬物治療におけるリスクマネジメント

　妊婦の服薬は，母体のみならず胎児にも影響を及ぼすことがある．胎児への催奇形性が報告されている薬もあるが，病気のコントロールが妊娠の維持には重要である．複数の薬を用いている場合は種類を減らしたり，より安全性の高いものに変更したりする等の工夫をすることで，危険性を減らすことができる．

（毛利彰宏）

LECTURE
8-4
薬物依存と耐性

POINT

薬物乱用，薬物依存，薬物中毒の違いとその関係を理解する．なお，薬物依存は処方薬でも認められる．

薬物依存は**覚せい剤**，**麻薬** (モルヒネ，コカイン，ヘロイン，LSD，MDMA等)，**大麻**等の法律で規制された薬物の摂取，喫煙 (ニコチン)，飲酒 (アルコール)，有機溶剤の乱用により生じる．それだけでなく，ベンゾジアゼピン系薬物やメチルフェニデート等の処方薬の長期使用でも認められる (ベンゾジアゼピン系薬物では減薬時にせん妄等の離脱症状が生じやすく，メチルフェニデートも依存性が高い)．薬物依存は薬物乱用の繰り返しにより生じ，耐性を生じると使用量が増え，(慢性) 薬物中毒になる．

1 薬物乱用

薬物乱用とは，医学の常識を無視した目的と方法で医薬品を自己使用することである．
①覚せい剤，麻薬，大麻等は，製造・栽培，所持，売買のみならず，使用そのものが原則的に法律によって規制されており，1回でも使えば，その行為は乱用である．
②シンナー等の有機溶剤や各種ガス類は，それぞれの用途のために販売されており，それらを吸引することは目的の逸脱であり，乱用である．
③催眠薬を「遊び」目的で使うことは目的の逸脱であり，乱用である．
④未成年者の飲酒・喫煙は，法により禁止されているため乱用である．
⑤1回に1錠飲むように指示された催眠薬，鎮痛薬等の医薬品を，早く治りたいと1度に複数錠まとめて飲む行為は，治療のためという目的は妥当だが指示に違反する方法であり，乱用である．

2 薬物依存

薬物乱用を繰り返した結果，脳に異常をきたし，薬効が切れてくると薬物を再度使いたいという欲求 (渇望) が湧いてきて，その渇望をコントロールできずに，薬物を再び使ってしまう状態のことである．**薬物依存**は精神依存，身体依存，耐性の3つで構成される．
①**精神依存**：強い欲求と執着のため，その薬物の使用を自分の意志でコントロールできない強迫状態である．激しく薬物を求める行動 (薬物探索行動) が認められ，手に入れるためなら犯罪すら犯すようになる．これらには**脳内報酬系** (腹側被蓋野から側坐核に投射するドパミン神経系) が中心的に関与する．一方，がん性疼痛に対してモルヒネ等のオピオイド系鎮痛薬を**適正**使用した場合は精神依存が形成されないことが報告されている．
②**身体依存**：大麻，モルヒネ，アルコール等の中枢神経系抑制薬を乱用すると，脳が強く抑制された結果，代償的に興奮機能が亢進しようとする．そのため，断薬・減薬すると興奮と抑制のバランスがとれなくなり，不眠，不安，振戦，発汗，痙攣発作等の身体的異常 (退薬症候・離脱症状) が生じる．

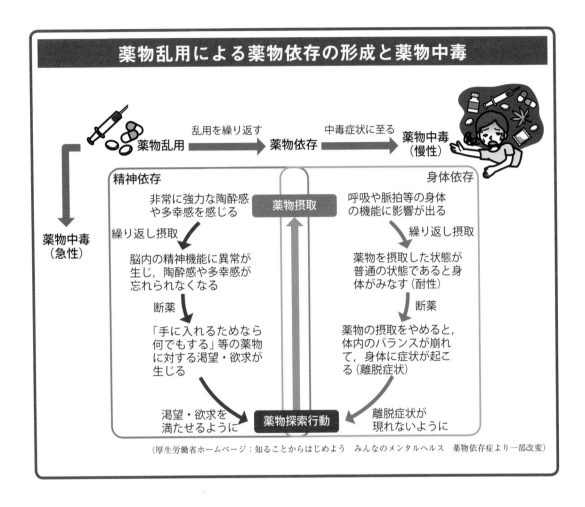

薬物乱用による薬物依存の形成と薬物中毒

薬物乱用 —乱用を繰り返す→ 薬物依存 —中毒症状に至る→ 薬物中毒（慢性）

薬物中毒（急性）

精神依存
薬物摂取

非常に強力な陶酔感や多幸感を感じる

↓繰り返し摂取

脳内の精神機能に異常が生じ、陶酔感や多幸感が忘れられなくなる

↓断薬

「手に入れるためなら何でもする」等の薬物に対する渇望・欲求が生じる

渇望・欲求を満たせるように → 薬物探索行動

身体依存

呼吸や脈拍等の身体の機能に影響が出る

↓繰り返し摂取

薬物を摂取した状態が普通の状態であると身体がみなす（耐性）

↓断薬

薬物の摂取をやめると、体内のバランスが崩れて、身体に症状が起こる（離脱症状）

薬物探索行動 ← 離脱症状が現れないように

（厚生労働省ホームページ：知ることからはじめよう　みんなのメンタルヘルス　薬物依存症より一部改変）

③<u>耐性</u>：薬物を反復的に摂取することにより、効果が減弱し、摂取量を増やさないと同じ効果が得られなくなる状態のこと.

❸ 薬物中毒

　薬物を大量摂取もしくは反復乱用することによる有害事象のことで、**急性中毒**と**慢性中毒**に分けられる.

①<u>急性中毒</u>：薬物依存の存在にかかわりなく、薬物を乱用さえすれば誰でも陥る可能性のある状態のこと. 心臓がドキドキする、呼吸が速くなる、頭痛、吐き気、食欲がなくなる、意識を失ったり、呼吸ができなくなったり、時には死に至る. 典型例として、「一気飲み」というアルコールの乱用により起きる急性アルコール中毒がある.

②<u>慢性中毒</u>：反復摂取による薬物依存の状態で、その薬物の使用を繰り返すことによって生じる人体の慢性的異常状態のことである. 典型例として、幻覚妄想状態を主症状とする覚せい剤精神病は慢性中毒であり、薬物依存状態での飲酒、喫煙による肝硬変、肺がんも広義では慢性中毒と捉えられる.

（毛利彰宏）

LECTURE 9-1 感染と炎症の病態

PT・OT
国試出題

> **POINT**
> 炎症は病原性微生物の感染や物理的・化学的な刺激に対する生体防御反応である．炎症反応にはさまざまな細胞や生理活性物質が関与する．

1 感染や組織傷害からの防御

　人が生存していくうえで，病原性微生物の**感染**は重大な脅威である．たとえば敗血症のように血管内へ病原性の微生物が侵入・増殖すると，適切な処置を行わなければ短い時間で人は死に至る．このため人体は**自然免疫**[※1]とよばれるシステム（系）により微生物を排除し，感染の恐怖から逃れてきた．

　感染から逃れるために作動する自然免疫系では，最初の生体応答として**炎症反応**が生じる．炎症は微生物や寄生虫による感染（生物学的因子）の他，酸やアルカリ等の化学的因子，熱や日光（紫外線），放射線あるいは外傷等の物理的因子によっても誘発される．これらの原因により細胞や組織が傷害を受けると，生体は警告反応として炎症反応を引き起こし宿主である人体に異常の発生を認識させる．

※1　免疫には自然免疫と獲得免疫があり，自然免疫はより原始的な免疫機構である．

2 炎症反応とは

　生体内にはマクロファージや樹状細胞とよばれる免疫担当細胞が存在する．人体に侵入した微生物の細胞表面にはヒトの細胞には存在しない特定の分子があり，この分子を免疫担当細胞が認識すると細胞は活性化し，さまざまな生理活性物質の産生・分泌を始め，炎症反応が開始される．

　炎症反応の初期（急性期）には，産生された生理活性物質の働きにより炎症局所での血流量が増加し，血管から血漿成分やフィブリノゲンの漏出が増大する（血管透過性の亢進による局所性の浮腫形成）．これにより侵入した微生物（異物）の局所濃度を低下させる．また，生理活性物質により知覚神経が刺激され，人体は痛みや痒みを認識する．

　産生された生理活性物質は，血管内を流れる**白血球（特に好中球）**を炎症局所に引き寄せる．炎症局所へ遊走してきた白血球は食作用により微生物を貪食して除去する．また，生理活性物質が全身性に作用すれば体温調節中枢が影響を受けて体温が上昇（発熱）し，これも白血球の活性化を促す．

　このように，炎症局所では血流が増大して赤くなったり（発赤），熱をもったり（熱感）し，組織へ浸潤した白血球により腫れ（腫脹）が生じる．さらに，知覚神経が刺激されることで痛み（疼痛）が誘発される．

　炎症によって生じる発赤・熱感・腫脹・疼痛を「**炎症の四徴候**」（機能障害も加えて五徴候とする場合もある）といい，**急性炎症**で顕著に認められる．これにはさまざまな生理活性物質や免疫担当細胞，白血球が関与する．炎症反応に関与する生理活性物質の一部は，炎症のケミカルメディエーター（化学仲介物質）とよばれている．

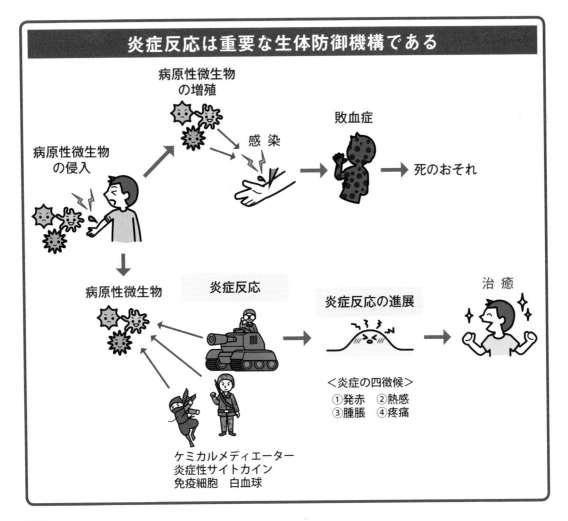

炎症反応は重要な生体防御機構である

3 │ 急性炎症と慢性炎症

　さまざまな原因によって生じた炎症反応（急性炎症）は，白血球等の働きにより原因を除去できれば収束するが，除去できなかった場合は周囲に炎症が拡がらないように線維（結合組織）や線維芽細胞で周囲に被膜を形成（これを肉芽組織という）し，**慢性炎症**へと移行する．このように急性炎症から慢性炎症へ移行する場合もあるが，急性炎症で顕著な「炎症の四徴候」が明確に現れないまま炎症反応が進行する慢性炎症のほうが一般的である．

　急性炎症で働く白血球は主に好中球であるのに対し，慢性炎症ではリンパ球やマクロファージ，形質細胞が主体となる．慢性炎症に移行すると，肉芽組織が形成される際に増殖した毛細血管は次第に退縮し，結合組織に富んだ線維瘢痕組織が形成される．

4 │ 炎症反応の制御

　炎症反応は重要な生体防御反応のひとつである．しかし，炎症反応によって激しい痛みや発熱等が生じる場合，これ自体が人体にとって大きなダメージとなる．炎症反応はむやみに止めるべきではないが，炎症による生体へのダメージや苦痛が大きい場合には，薬物を使ってその反応を制御することが必要となる．

（蓬田伸一）

LECTURE 9-2 # 感染症治療薬の作用機序と注意事項

POINT

感染症は原因となる病原体を除去することで治療できる. 細菌感染に用いる抗菌薬では, 耐性菌を出現させないように使い方には注意が必要である.

1 感染症の種類

ヒト以外の生物 (病原体) が人体に侵入・増殖することで, 発熱等さまざまな症状が現れるのが**感染症**である. 侵入した病原体は人体がもつ免疫機構により排除されるためすべての病原体が感染症を引き起こすわけではないが, 身体の抵抗力が弱まっている場合や[※1], 病原体の感染力や産生する毒素が強い場合には症状が現れる.

感染症を発症する病原体には細菌, ウイルス, 真菌, 寄生虫等さまざまな種類が存在するが, ここでは細菌感染に対する治療薬を中心に解説する.

※1 抵抗力が弱まったとき等に感染症の症状が現れることを日和見感染症という.

2 感染症治療薬の作用機序

感染症の治療薬は他の疾患治療薬と大きく異なる点がある. 現在使用されている治療薬のほとんどは疾患により生じる不快な症状等を改善する対症療法薬であるのに対し, 感染症治療薬の多くは**原因療法薬**, つまり感染症の原因となる病原体を死滅させ, あるいは増殖を抑制して感染症を治療する.

細菌にはヒトの細胞には存在しない細胞壁と, これを合成するための酵素が存在する. ある種の抗菌薬はこの酵素に作用し, 細菌の増殖に必要な細胞壁の合成を阻害する結果, 細菌は増殖できず最終的に死滅する. また, 細菌もヒトの細胞と同じようにさまざまな機能をもった蛋白質を自ら合成してその細胞内に保存し, それらの働きによって生存の維持や増殖を行っている. ヒトも細菌も蛋白質を合成するという点では同じであるが, そこにかかわる機能分子の構造が異なっている. そこで, ヒトとは異なる構造をもった細菌の機能分子を標的とする薬物を用いることで, 細菌だけを選択的に薬物を作用させることができる. このように, 感染症治療薬の多くは**病原体だけがもつ分子** (ヒトには存在しない分子) を標的にするものが多い.

感染症治療薬の多くは病原性微生物のみを選択的に死滅させたり, 増殖を抑制させたりする作用[※2]をもつ. 一方で, 標的となる分子をもたない微生物には薬物の効果は全く現れないため, 感染症治療薬を使用する際には病原体の薬物に対する感受性[※3]を確認する必要がある.

※2 病原微生物に対して選択的に毒性を示すので, 選択毒性とよばれる.
※3 抗菌薬では, 細菌と抗菌薬の感受性の関係は抗菌スペクトルにより示される.

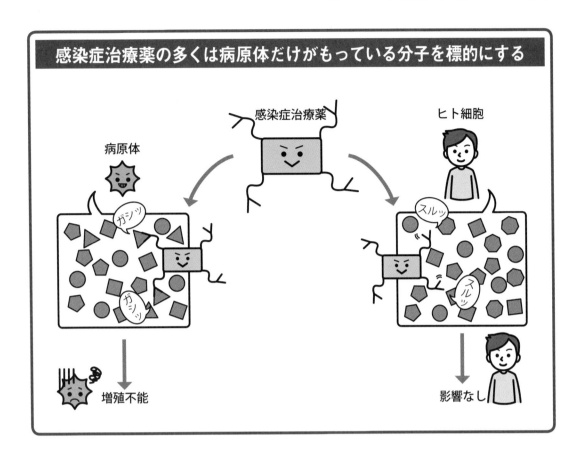

感染症治療薬の多くは病原体だけがもっている分子を標的にする

感染症治療薬

ヒト細胞

病原体

ガシッ

スルッ

ガシッ

スルッ

増殖不能

影響なし

3 **抗菌薬使用時の注意事項**

　抗菌薬を用いた治療では，薬物の作用機序を考慮（PK/PD理論という☞LECTURE 7-1）した服用方法が用いられるため，指示どおりに服用しなければ十分な治療効果が得られない場合がある．

　抗菌薬を服用して感染症の症状が現れなくなっても，体内には病原菌が残っている．この残った病原菌は，抗菌薬に対して抵抗性をもった菌（**薬剤耐性菌**）になる可能性がある菌である．このような菌が増えないようにするために，症状が現れなくなっても指示された期間薬物を服用することが重要である（同様の理由から，抗菌薬の予防的な投与には慎重な検討が必要である）．

　感染症治療薬の多くは選択毒性により病原微生物を死滅させるため，ヒトの細胞には影響がないことが多い．しかし，薬物の服用による副作用（有害作用）や薬物誘発性アレルギー反応は他の薬物と同様に発生する可能性があるため（☞LECTURE 3-3），十分な観察が必要である．

（蓬田伸一）

LECTURE 9-3 炎症反応と抗炎症薬

POINT
抗炎症薬は，炎症のケミカルメディエーターや炎症性サイトカインの産生を抑制して抗炎症作用を現す．

1 炎症のケミカルメディエーター（化学仲介物質）

炎症反応にはさまざまな生理活性物質や免疫担当細胞，白血球が関与しているので，生理活性物質の産生を抑制したり，関与する細胞の機能を抑制したりすることにより炎症反応を抑制することができる．

生体内で生成される炎症反応を進展させる物質としてヒスタミン，プロスタグランジン，ロイコトリエン，ブラジキニン等の生理活性物質が挙げられるが，これらの物質は炎症の**ケミカルメディエーター**とよばれている．なかでも**プロスタグランジン**（prostaglandins：PGs）は炎症反応の進展において重要な役割を担っている．

プロスタグランジンは，細胞膜の構成成分であるリン脂質が**ホスホリパーゼA_2**（酵素）で加水分解されて生じる**アラキドン酸**から生成される．アラキドン酸は細胞内に存在する酵素である**シクロオキシゲナーゼ**（cyclooxygenase：COX）によって代謝され，さまざまなプロスタグランジン類が生成される．

プロスタグランジンは炎症反応に深く関与しているが，平常時の細胞機能維持においても重要な物質である．たとえばプロスタグランジン（特にPGE_2）により胃酸の分泌が抑制され，胃粘液分泌が亢進する．これにより胃の粘膜が保護されている．

2 炎症反応でのプロスタグランジン生成

炎症が生じると炎症局所ではプロスタグランジンの生成が増加する．プロスタグランジンを生成するシクロオキシゲナーゼには**COX1**と**COX2**の2種類が存在し，平常時のプロスタグランジン生成はCOX1によって行われ，炎症局所でのプロスタグランジン生成はCOX2によって行われる．

炎症局所でのプロスタグランジン生成増大は，COX2の蛋白質（酵素）量増加によって生じる．COX2蛋白質量の増加は，マクロファージ等の細胞が産生するTNF-α（腫瘍壊死因子-α）やIL-1（インターロイキン-1）をはじめとする蛋白質性の炎症性サイトカインによって引き起こされる．

3 炎症性サイトカインとその役割

細菌感染等により生体内で炎症が生じると，ケミカルメディエーターとともに炎症性サイトカインが産生される．**炎症性サイトカイン**は前述したようにCOX2蛋白質量を増加させてプロスタグランジン産生を増大させる他，免疫担当細胞に作用して新たなサイトカインを生成する等，炎症反応をさまざまに**修飾・進展**させる．

炎症性サイトカインであるIL-1は内因性発熱物質とよばれ，視床下部の体温調節中枢にIL-1が作用するとプロスタグランジンの産生を介して体温のセットポイント[※1]を上昇させる結果，体温

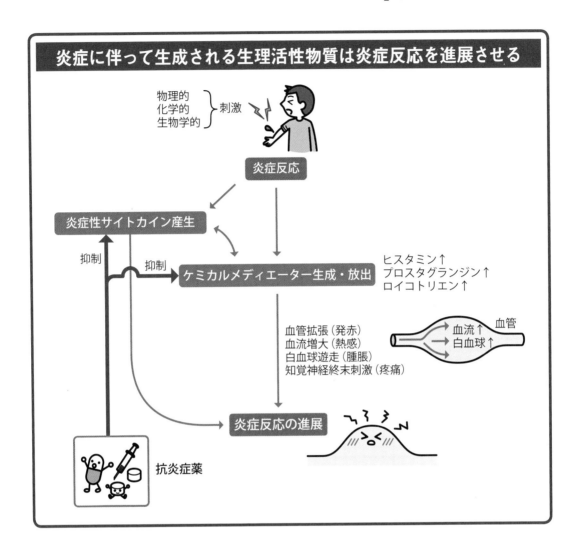

が上昇（発熱）する.

※1　体温を一定に保つ際の設定値.

4 ┃ 抗炎症薬の種類

　抗炎症薬は，**ステロイド性抗炎症薬**と**非ステロイド性抗炎症薬**に分類される. 非ステロイド性抗炎症薬の多くはシクロオキシゲナーゼを阻害し，プロスタグランジン産生を抑制することで抗炎症作用を現す.

　ステロイド性抗炎症薬は遺伝子の発現を調節し，ホスホリパーゼA_2の活性を間接的に阻害する他，炎症性サイトカインの産生を抑制して炎症反応を強く抑制する. 全身性エリテマトーデス等の強い炎症を伴う自己免疫性疾患[※2]の治療では，ステロイド性抗炎症薬は欠かせない治療薬となっている.

※2　自己の細胞・組織に対して抗体が産生されてしまう疾患.

（蓬田伸一）

LECTURE 9-4 抗炎症薬の効果と有害作用

POINT
非ステロイド性抗炎症薬 (NSAIDs) は鎮痛・解熱作用を目的に広く用いられている. ステロイド性抗炎症薬は強い抗炎症作用を示すが, 有害作用も多く注意が必要な薬物である.

1 非ステロイド性抗炎症薬 (NSAIDs) の効果と有害作用 (表①)

NSAIDs (Non-steroidal anti-inflammatory drugs) の多くはシクロオキシゲナーゼを可逆的に阻害する[※1]ことでPGs類の生成を抑制し, 抗炎症作用を現す.

PGs (特にPGE$_2$) は痛覚の感受性を上昇させ, 体温調節中枢のセットポイントを上昇させる作用があるため, NSAIDsによりPGs生成を抑制することで**鎮痛作用**や**解熱作用**が得られる. このためNSAIDsはOTC薬 (処方箋なしで購入できる薬) の風邪薬や痛み止めに広く用いられている. NSAIDsは, 一部の薬剤を除きCOX1とCOX2を同程度に阻害する (選択性が低い) ため, 生理的に必要なPGsの生成も抑制し, 副作用 (有害作用) が現れる.

NSAIDsによりCOX1が阻害されると, 生理的に作用していたPGs (特にPGE$_2$) による胃酸分泌抑制作用や胃粘液分泌作用がなくなるため, 胃酸分泌が亢進・胃粘液分泌が低下して消化性潰瘍を誘発する. このようにNSAIDsに共通する有害作用として**胃腸障害**が現れる.

NSAIDsによりCOXが阻害されると, アラキドン酸がすべてロイコトリエン生成に使われる結果, 気管支平滑筋が収縮して喘息症状が現れる. これを**アスピリン喘息**とよび, アスピリンを含めたNSAIDs一般に認められる有害作用である. このため, 大部分のNSAIDsは気管支喘息の患者に使用する場合は注意が必要である. **アスピリン**は, NSAIDsの中では唯一シクロオキシゲナーゼを不可逆的に阻害する. アスピリンを低用量で投与すると血小板でのトロンボキサン生成が阻害され, 血小板凝集を選択的に抑制することができるため, 血栓形成予防薬として用いられている.

乳幼児や高齢者の解熱には, 抗炎症作用はもたないが安全性の高いアセトアミノフェンが使用される (なお, アセトアミノフェンは抗炎症薬ではなく, 解熱鎮痛薬に分類される).

[※1] 薬物が存在する間は酵素活性を阻害するが, 薬物がなくなると酵素活性が再び現れる.

2 ステロイド性抗炎症薬の効果と有害作用 (表②)

現在使用されているステロイド性抗炎症薬は, 副腎皮質ホルモン (コルチゾール) がもつ抗炎症作用を強めた化学合成品である. そのため, 抗炎症作用とともに糖質コルチコイドとしてのホルモン作用を併せもつ. 代表的な薬剤はプレドニゾロンである.

ステロイド性抗炎症薬の作用は, 炎症性サイトカインの産生抑制や免疫担当細胞・炎症性細胞の機能抑制等幅広く, 強力な抗炎症作用を現す. 一方で, これらの機能が抑制されることによる**感染症の誘発**が最も重大な有害作用となる. 糖質コルチコイドとしての作用も併せもつため, 糖新生の促進 (**糖尿病**の悪化, 創傷治癒の遅延), カルシウム吸収抑制による骨形成抑制 (**骨粗鬆症**の誘発), プロスタグランジン産生抑制による**消化性潰瘍**の誘発等が代表的な有害作用である. また, ステロ

代表的なステロイド性および非ステロイド性抗炎症薬の効果と有害作用

①非ステロイド性抗炎症薬

一般名	作　用	副作用・有害作用	特徴・注意点
アスピリン	シクロオキシゲナーゼ阻害によりプロスタグランジン生産を阻害，抗炎症作用	胃腸障害 腎障害 アスピリン喘息 等	抗血小板薬としても使用
ジクロフェナク			作用が強いが副作用も多い
インドメタシン			胃腸障害の副作用多い
ロキソプロフェン			プロドラッグ
ケトプロフェン			光線過敏症誘発のため経皮用剤での使用は注意
セレコキシブ			COX2を選択的に阻害し有害作用の発現が少ない
アセトアミノフェン	シクロオキシゲナーゼ阻害作用は弱いが強い解熱鎮痛効果	肝障害 腎障害 等	乳幼児・小児・高齢者の解熱

②ステロイド性抗炎症薬（経口）

一般名	作　用	副作用・有害作用	特徴・注意点
プレドニゾロン	遺伝子発現の調節による免疫抑制作用とそれに基づいた抗炎症作用	感染症・骨粗鬆症・糖尿病・精神神経障害・高血圧・緑内障等	鉱質コルチコイド作用をもつ
メチルプレドニゾロン			鉱質コルチコイド作用は弱い
ベタメタゾン			

イド性抗炎症薬は細胞増殖を抑制する作用により創傷治癒の遅延や，長期使用により皮膚の脆弱化を引き起こす．

　この他，特に高用量のステロイド性抗炎症薬を使用した場合にステロイド精神病（ステロイド誘発性精神障害：多幸感や躁状態，情緒不安定，抑うつ等さまざまな精神症状が現れる）の発現が有害作用として挙げられる（☞ LECTURE 11-4）．　　　　　　　　　　　　　　　（蓬田伸一）

コラム　NSAIDsは食後に服用しないと有害作用の発現が増加する可能性がある

　薬の種類により服用方法や服用回数は異なるが，多くの内服薬で「食後」の服用が指示される．これは食後の服薬を習慣化することで飲み忘れを防ぐことが目的だが，NSAIDsの内服薬が食後服用の指示になっているのは，飲み忘れの防止よりも有害作用の発現を避けることが目的である（☞ LECTURE 8-2）．

　NSAIDsの代表的な有害作用に胃腸障害が挙げられるが，これにはNSAIDsによるプロスタグランジン産生抑制作用と，NSAIDsが粘膜上皮細胞を直接傷害するという2つの作用が関与すると考えられている．NSAIDsの多くは酸性化合物であるため空腹時（胃酸により胃内部のpHが低い）には細胞の膜を通過しやすく，粘膜上皮細胞を直接傷害する作用が強く現れるが，食後は摂取した食物により胃内のpHが上昇するためNSAIDsの細胞膜通過が抑制され，粘膜上皮細胞を傷害する作用が弱まる．このため，NSAIDsは空腹時を避けて食後に服用するよう指示される．

LECTURE 10-1 脳梗塞の発症機序と治療薬

ST
国試出題

POINT

脳梗塞は，脳の細胞の血流不足により生じる疾患である．脳梗塞治療は，血栓を溶かすもしくは血栓がつくられるのを予防する．

脳卒中は，脳の急激な血液循環障害による症状で，血管が詰まってブドウ糖や酸素が行き渡らなくなり脳の細胞が死んでしまう「脳梗塞」と，血管が破れて起こる「脳出血」に分けられる．

1 脳梗塞は脳の細胞の血液不足により生じる (図①)

脳には多くの血管が張り巡らされており，そこから栄養と酸素が供給されている．脳梗塞は，**血栓**[※1]により脳の血管の一部が細くなったり詰まったりすることにより，脳への十分な酸素や栄養の供給に不足 (虚血) が生じ，その部分の脳に障害が生じる疾患である．その部位が担っていた機能が失われ，麻痺や感覚障害等の症状が現れる．脳梗塞は，アテローム性脳梗塞，心原性脳塞栓症，ラクナ梗塞に分類される．

アテローム性脳梗塞は，脳血管の**動脈硬化** (アテローム硬化) が原因でそこに血栓がつくられ，血流不足によりその部分の脳に障害が生じる．高血圧，糖尿病，脂質異常症等の生活習慣病や，喫煙や大量の飲酒が動脈硬化の危険因子となる．安静時に起こることが多く，比較的ゆるやかに進行する．TIA[※2]等の前触れ (前駆症状) があることが多い．症状としては片麻痺や失語等がある．

心原性脳塞栓症は，**心臓疾患** (心房細動，急性心筋梗塞，心不全等) により心臓の中でつくられた血栓が，血流により運ばれて脳の血管で詰まることにより起こる．活動時に短時間で発症することが多い．症状として片麻痺や失語を示すことが多く，TIA等の前駆症状は認められないことが多い．

ラクナ梗塞は，**脳深部の細い動脈 (穿通枝)** が詰まることによる15mm以下の小さな梗塞である．主に高血圧が原因となり，血栓がつくられることによって発症する．症状は比較的軽いことが多く，意識障害や運動機能障害は生じないが，脳血管性認知症やパーキンソン症候群の原因となることがある．

※1 血液の塊であり，血小板やフィブリンが含まれる．
※2 24時間以内に症状が回復する一時的な (一過性) 脳虚血発作．

2 脳梗塞の急性期治療は，ペナンブラ領域を救済する (図②)

血液不足によって死んでしまった細胞の周辺には，**ペナンブラ領域**[※3]がある．この領域の血液不足が改善されれば，機能障害も回復するため，この領域が完全に死んでしまわないようにすることが重要となる．

脳梗塞発症から4.5時間以内であれば，血栓を溶かす薬である**t-PA** (遺伝子組み換え組織プラスミノーゲン活性化因子) を使用する．t-PAは，プラスミノーゲンからプラスミンへの変換を促進することで，プラスミン[※4]による血栓溶解作用を高める．

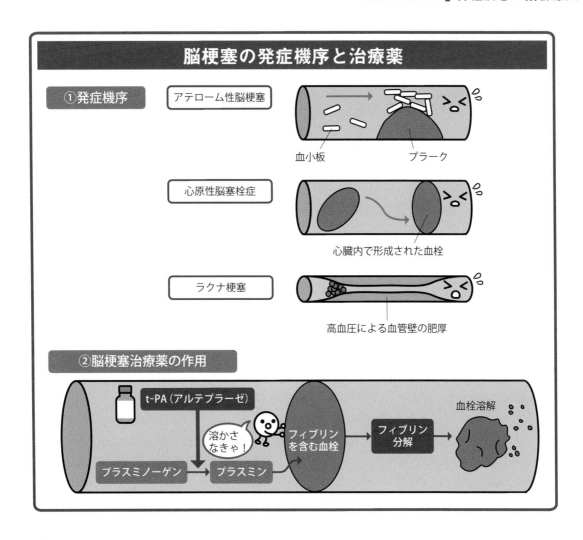

※3　死には至っていないが血流不足による機能障害が生じている領域.
※4　血栓を形成するフィブリン等を分解する蛋白質分解酵素.

3 ┃ 脳梗塞の慢性期治療は，血栓がつくられること（血栓形成）を予防する

　脳梗塞慢性期治療では，血栓が再びつくられて再発することを予防することが重要となる.

　アテローム性脳梗塞は，動脈硬化が引き金となり，血小板が集まって固まることで血栓がつくられ始めるため，アスピリン，クロピドグレルおよびシロスタゾール等の**抗血小板薬**が使用される. 抗血小板薬は，血小板が集まって固まるのを抑制することで，血栓形成を予防することができる.

　心原性脳塞栓症は，心臓内でつくられた血栓が血流によって流れてきて脳の血管を詰まらせるため，ワルファリン，ダビガトランおよびエドキサバン等の**抗凝固薬**が使用される. 抗凝固薬は，血小板が集まって固まった後の強固な血栓形成に関与するフィブリン※5の生成を抑えることで血栓形成を予防することができる.

※5　血小板からなる一次血栓の周りを強固に覆い，二次血栓を形成する.

（柴田佳太・倉田なおみ）

LECTURE 10-2 パーキンソン病の発症機序と治療薬

POINT
パーキンソン病は，脳内のドパミン不足により生じる疾患である．パーキンソン病治療は，脳内のドパミンの働きを高める．

1 パーキンソン病は脳内のドパミン不足により生じる（図①）

　パーキンソン病は，大脳の下に位置する中脳の黒質線条体にある神経が減少することで起こる．そこで産生される**ドパミン**[※1]が不足するためにスムーズに身体を動かせなくなる運動性の疾患である．ドパミンは身体の運動を円滑にする際になくてはならない物質である．パーキンソン病の典型的な症状として，前かがみになってよちよちと歩く，すり足で歩幅が小さい，歩き始めの一歩が出しにくく，一度歩き始めると急に止まれなくなる等がある．

　無動（運動緩慢）を主要症状とし，**振戦，筋強剛，姿勢保持障害**が4大症状である．多くの患者で左右差がある．振戦は初期によくみられ，静止時に震えることが多い．筋強剛は，筋肉がこわばり，肘や膝の関節を曲げる際にギシギシと抵抗を感じる．無動により動きが緩慢になり，歩行や着替え等生活上の動作が非常に遅くなる．姿勢反射障害があると前かがみになり，転びやすくなる．

※1　中脳の黒質線条体から分泌され，アセチルコリンの放出を抑制する．

2 パーキンソン病治療は，不足しているドパミンを補充する（図②）

　パーキンソン病によって障害されたドパミン神経細胞をもとに戻す治療は現時点ではなく[※2]，不足している**ドパミン**を内服薬で補充することが治療の主な柱になる．

　ドパミンは，そのままでは脳に到達できない性質をもっているため，レボドパとして補充する．脳の黒質に取り込まれたレボドパは，酵素によってドパミンになり，パーキンソン病に効果を示す．レボドパ以外の薬では，ドパミン受容体刺激薬やMAO-B阻害薬（ドパミンの代謝を阻害してドパミンの量を維持する）等がある．

　一方，レボドパをドパミンに変換する酵素は脳以外にも存在するため，血液脳関門を通過して脳へ移行するレボドパの量を減少させる．したがって，その酵素の働きを邪魔するカルビドパを一緒に使用し，レボドパの脳への移行を増加させることもある．

　レボドパの副作用として，不随意運動（ジスキネジア），精神症状，wearing off現象[※3]，on-off現象[※4]等が出現することがある．

　MAO-B阻害薬の副作用として，特に高齢者において**起立性低血圧**を引き起こすことがあるため，リハビリテーションを施行する際には注意が必要である．

※2　現在，iPS細胞を使った治療が検討されている．
※3　薬の効いている時間が短くなり，症状が1日の中で変動する現象．
※4　血中薬物濃度に関係なく急激な症状の軽快と悪化を繰り返す現象．

（柴田佳太・倉田なおみ）

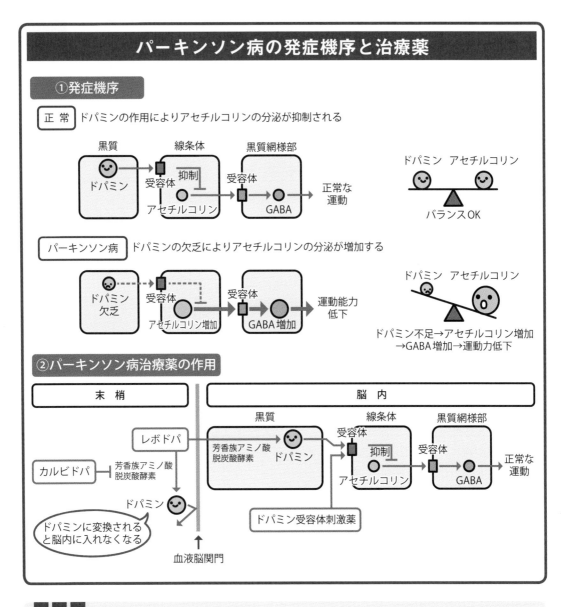

パーキンソン病の発症機序と治療薬

①発症機序

正常 ドパミンの作用によりアセチルコリンの分泌が抑制される

パーキンソン病 ドパミンの欠乏によりアセチルコリンの分泌が増加する

②パーキンソン病治療薬の作用

ドパミンに変換されると脳内に入れなくなる

コラム　リハビリテーション時の留意点（ドパミンの謎）

　中枢神経系におけるドパミンに関連する神経経路は，4つの系統（中脳辺縁系，黒質線条体系，中脳皮質系，漏斗下垂体系）に整理される．このうち中脳辺縁系におけるドパミンの過剰な放出は，統合失調症の幻覚・妄想と関連しているとされる．抗精神病薬は，中脳辺縁系のドパミン受容体を遮断し，幻覚・妄想の改善に効果を発揮する．しかし同時に，他の神経経路のドパミン受容体も遮断し，有害反応を生じることがある．たとえば，黒質線条体系ではパーキンソン症候群，中脳皮質系では認知機能障害と陰性症状，漏斗下垂体系では性機能障害等である．このように，中枢神経系においてドパミンは多岐にわたる影響をもたらす．パーキンソン病や統合失調症等ドパミンの関連の深い疾患の多様な症状や有害反応を理解するために，リハ専門職はドパミンについて十分理解しておく必要がある．

（川勝祐貴）

LECTURE 10 - 3 薬物によって生じる運動機能障害

PT・OT
国試出題

POINT
催眠薬，気管支喘息治療薬，統合失調症治療薬，パーキンソン病治療薬等，
運動機能に障害を与える可能性がある薬には注意が必要となる．

1 催眠薬の服用により転倒することがある（図①）

夜間に十分な睡眠の質や量が得られず，日中に眠気や作業能力の低下等が生じ，生活に支障をきたす場合がある．このように，寝つきが悪い，もしくは寝つきはよいが途中で目が覚めてしまうといった不眠症には，生活習慣の改善とともに，**催眠薬**（トリアゾラム，ゾルピデム，ブロチゾラム，ニトラゼパム等）を使用することがある．催眠薬の服用により，睡眠の質や量が改善されることが多く，汎用されている．

一方，催眠薬の**もち越し効果**[1]により，過度の眠気によるふらつきや転倒を引き起こすことがあり，注意深く観察する必要がある．特に高齢者では作用が強く出やすいため，いっそうの注意が必要となる．また，夜間にトイレに行く際等にもベッドからの転落や転倒に注意を要する（☞ LECTURE 14-4）．

※1　翌日まで効果がもち越すこと．

2 気管支喘息治療薬により振戦が生じることがある（図②）

呼吸困難や激しい咳を伴う気管支喘息患者には，気管支を拡げるためにβ_2**受容体**[2]**刺激薬**（サルブタモール，ツロブテロール，プロカテロール等）を使用することがある．β_2受容体刺激薬の服用により気管支が拡がり，気管支喘息による呼吸困難は改善される．

一方，β_2受容体刺激薬が骨格筋に作用することにより，小刻みな収縮が起こり，**振戦**[3]が生じることがあり，注意深く観察する必要がある．気管支喘息を治療している小児患者が，振戦により勉学に支障をきたす場合もあるため，適切なサポートが必要となる．

なお，非発作時の長期的治療に用いられるステロイド単剤の吸入薬は，通常使用量では局所（気管支）において主に作用し，全身作用は現れにくいため，振戦等の運動機能障害に関する副作用は報告されていない．

※2　アドレナリン受容体のひとつであり気管支等の平滑筋や骨格筋に存在する．
※3　筋肉の収縮と弛緩を繰り返す震えのこと．

3 統合失調症治療薬によりパーキンソン症候群が生じることがある（図③）

妄想や幻覚等が生じる統合失調症患者には，**ドパミン受容体遮断薬**（クロルプロマジン，ハロペリドール等）を使用することがある．ドパミン受容体遮断薬を服用することにより，妄想や幻覚等が消失する．

一方，脳内の線条体のドパミン受容体が遮断されることにより**パーキンソン症候群**が生じ，無動，静止時振戦，筋強剛等が生じることがあり，注意深く観察する必要がある．

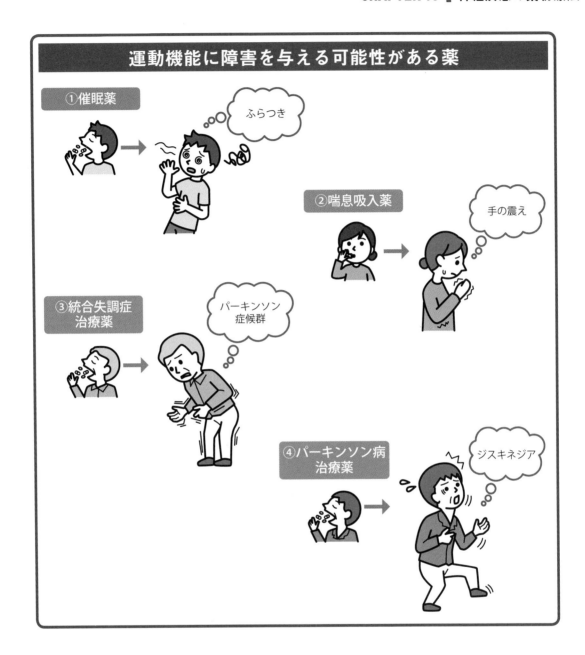

運動機能に障害を与える可能性がある薬

①催眠薬 ふらつき

②喘息吸入薬 手の震え

③統合失調症治療薬 パーキンソン症候群

④パーキンソン病治療薬 ジスキネジア

---

4 **パーキンソン病治療薬により不随意運動（ジスキネジア）が生じることがある**（図④）

　無動，振戦，筋強剛，姿勢保持障害を4大症状とするパーキンソン病患者には，原因となるドパミン不足を補うために，前駆物質であるレボドパを使用することがある．パーキンソン病治療薬であるレボドパの服用により不足したドパミンが補われ，パーキンソン病の症状は改善される．

　一方，レボドパの服用でドパミンが過剰となることにより，**不随意運動（ジスキネジア）**が生じることがあり，自分の意志とは関係なく体が動いてしまうことがあるため，注意深く観察する必要がある．レボドパを長期に服用している場合に起こりやすい．

（柴田佳太・倉田なおみ）

LECTURE 10-4 運動機能障害を有する患者への服薬指導

POINT
加齢や運動機能障害等によって薬を飲む動作ができなくなる場合があるため，それを認識して服薬指導することが重要である．

1 運動機能障害によってできなくなることを知る

障害の状況や程度によって異なるが，**運動機能障害**がある患者では錠剤やカプセルが錠剤のシートから取り出せない，一包化[※1]した錠剤の袋や散剤の袋が開けられない，外用薬の蓋が開けられない，軟膏剤が塗れない，点眼剤がさせない等の服薬動作に難渋していることが多い．そこで，患者や家族から服薬の状況を詳しく聴いて，まずは服薬の何ができないかを知ることが重要である．

※1 飲み間違えないように，一度に飲む薬を1つの袋に入れること．

2 錠剤をシートから取り出すための自助具（図①）

脳卒中片麻痺，関節リウマチ，パーキンソン病等で手指が思うように動かない患者，抗がん剤服用で爪の変形や炎症による痛みを有する患者等では，**錠剤をシートから取り出す**ことが難しくなることも少なくない．筆者は錠剤用自助具として「トリダス」（大同化工）を考案した．錠剤シートを自助具にセットし，上部から腕の重さで押さえることにより，簡単に薬剤をシートから取り出せる．底面には滑り止めのゴムが装着されている．シートから取り出した薬剤が，そのまま服用に使用できるカップ内に入るため，薬剤を落としてしまうこともなくなる．

3 散剤や一包化された錠剤の袋を開けるための自助具（図②）

脳卒中片麻痺等で片手が使えない場合，**袋の開封**が困難であることは容易に想像できる．手指の変形により力が入らない場合，両手が使えても袋の開封ができないことも多い．これらの患者にレターオープナー[※2]を紹介すると，片手でも袋を容易に開けて服用することができるようになる．レターオープナーが動かないように，下に滑り止めのゴムを敷くことがポイントとなる．高次脳障害等により袋を上手にレターオープナーに差し込むことができない患者もいるので，最初はそれができるか確認する必要がある．お菓子の袋等を開けるのにも活用でき，喜ばれる．

※2 本来は封筒を開ける文具．これを薬の開封に利用する．

4 目薬をさすための自助具（図③）

点眼手技は点眼薬を浮かせた状態で行うため，運動機能障害をもつ患者では，目まで手が届かない，目標を定めることができない等によりうまく**点眼できない**ことがある．点眼位置を延長させる自助具は，割り箸と消しゴム，輪ゴム等で簡単に手づくりすることができる．市販の自助具としては，「ニューらくらく点眼」（川本産業）や「らくらく点眼Ⅲ」（川本産業）等がある．

（倉田なおみ）

服薬に用いる自助具

① 錠剤をシートから取り出す自助具「トリダス」（大同化工）

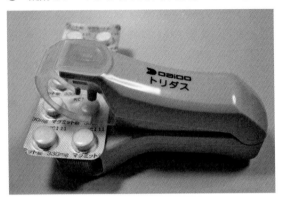

② レターオープナーを利用した袋の開封（下に滑り止めのゴムを敷く）

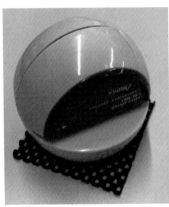 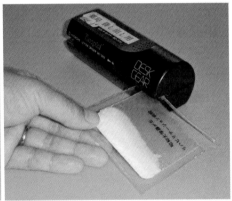

③ 点眼薬のための自助具

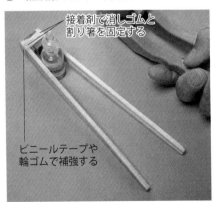

接着剤で消しゴムと
割り箸を固定する

ビニールテープや
輪ゴムで補強する

作り方
2対の割り箸の間に点眼薬の容器と
同じ幅に切った消しゴムを挟み，接
着剤で固定する．補強のためにビ
ニールテープや輪ゴムを巻いておく．

LECTURE 11-1 主な精神疾患とその発症機序

POINT

統合失調症はドパミン神経の機能異常によって，うつ病はモノアミン神経の機能異常によって，認知症は脳神経の脱落や脳血管障害によって発症するとされている．

1 統合失調症

①**特　徴**：主に思春期から青年期に発症する．罹患率は一般人口の約1％であり，決して珍しくない精神疾患である．発症しやすい素質（脆弱性）と心理社会的な因子の相互作用によって発病する．回復するが再発しやすく，多くは慢性に経過する．経過と転帰は多様で，約半数は完全に寛解または軽度の障害を残して回復する．

②**症　状**　代表的な症状として，陽性症状，陰性症状，認知機能障害がある．

> 陽性症状：幻覚[※1]，妄想，顕著な思考障害，奇異な行動等
> 陰性症状：感情鈍麻，会話の貧困，意欲欠如，自閉等
> 認知機能障害：言語性記憶障害，遂行機能障害等

③**発症機序**：不明であるが，ドパミン仮説が有力である．ドパミン仮説では，脳内のドパミン神経系の中で，中脳辺縁系のドパミン神経が過剰に興奮すると陽性症状が，中脳皮質系のドパミン神経の機能が低下すると陰性症状や認知機能障害が発現するとされている．

※1　幻覚には主に幻聴と幻視がある．幻聴は通常，自分への悪口が聞こえる場合が多い．

2 うつ病

①**特　徴**：わが国における生涯有病率（一生に1回以上罹患する割合）は6％であり，精神科以外の診療科においても注意を払う必要がある．平均発病年齢は20歳代半ばで，40歳までに発症するものが半数を占め，男性よりも女性に多い（男性：女性＝1：2）[1]．

②**症　状**：精神症状だけでなく身体症状もみられる．

> 精神症状：抑うつ気分，興味・喜びの著しい減退，思考力や集中力の減退，精神の焦燥や制止，無価値観，自殺念慮[※2]等
> 身体症状：不眠，食欲低下，易疲労感，自律神経症状（頭痛・動悸・めまい・便秘や下痢・口渇）等

③**発症機序**：不明であるが，脳内のモノアミン（セロトニン，ノルアドレナリン，ドパミン）神経の機能異常により発現するとされている．

※2　自殺することについて思い巡らすこと．自殺はうつ病の発症初期と回復期に多く，患者の10％にみられる．

3 認知症

①**特　徴**：認知症とは，認知機能が後天的な脳の器質的障害により持続的に低下し，社会生活に支障をきたす疾患の総称である．2015年の厚生労働省の統計資料では，2025年には65歳以上の3

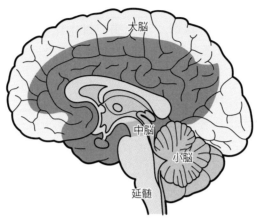

主な精神疾患と脳

大脳

中脳

小脳

延髄

統合失調症	ドパミン仮説：中脳辺縁系のドパミン神経が過剰に興奮すると陽性症状が，中脳皮質系の ドパミン神経の機能が低下すると陰性症状・認知機能障害が発現する
うつ病	脳内のモノアミン（セロトニン，ノルアドレナリン，ドパミン）神経の機能異常により発現する
認知症	アルツハイマー病は老人斑と神経原線維変化による脳神経細胞の脱落で，血管性認知症は 脳血管障害による脳組織の損傷によって引き起こされる

人に1人が認知症患者とその予備軍（軽度認知障害[※3]）となることが推測されている．認知症を生じる原因疾患は多様であるが，主にアルツハイマー病のような神経変性疾患によるものや血管性認知症のような脳血管性障害によるものがある．

②**症　状**　アルツハイマー病：
　　　　　中核症状：認知機能低下，見当識障害，失語・失行・失認等
　　　　　行動・心理症状：物盗られ妄想，抑うつ，不安，徘徊等
　　　　血管性認知症：
　　　　　中核症状：認知機能低下等
　　　　　行動・心理症状：自発性低下，抑うつ，情動失禁，夜間せん妄等

③**発症機序**　アルツハイマー病：
　　　　　<u>**老人斑（アミロイドβ蛋白の沈着）**</u>と神経原線維変化（異常タウ蛋白の蓄積）による脳神経細胞の脱落
　　　　血管性認知症：脳梗塞，脳塞栓，脳出血等の脳血管障害による脳組織の損傷

※3　健常者と認知症の中間にあたる，MCI（Mild Cognitive Impairment：軽度認知障害）という段階（グレーゾーン）がある．MCIは，記憶障害はあるが日常生活には支障がない状態のことであり，有病率は約15％程度（500万人）である．

（亀井浩行）

> LECTURE
> 11 - 2

精神疾患の治療薬

POINT
統合失調症では主に抗精神病薬が，うつ病では主に抗うつ薬が，認知症では主に抗認知症薬が用いられる．

1 統合失調症に使用される治療薬

特　徴：主に抗精神病薬が用いられる．1960年代に開発されたクロルプロマジンやハロペリドールといった第一世代 (定型) 抗精神病薬から，最近では副作用が軽減された第二世代 (非定型) 抗精神病薬が第一選択薬として推奨されている．

①**第一世代 (定型) 抗精神病薬**：ドパミン D_2 受容体遮断作用が主体．陽性症状に効果がある．多くは陰性症状，認知機能障害にあまり効果がなく，悪化させる場合もある．クロルプロマジン，ハロペリドール等．

②**第二世代 (非定型) 抗精神病薬**：ドパミン D_2 受容体遮断作用以外に $5\text{-}HT_{2A}$ 受容体遮断作用等，薬剤によりさまざまな薬理作用を示す．陽性症状に加え，陰性症状，認知機能障害にもある程度効果がある．

③**セロトニン・ドパミン受容体拮抗薬 (SDA)**：ドパミン受容体拮抗遮断作用とセロトニン受容体遮断作用を併せもつ薬剤[1]であり，セロトニン受容体に対する親和性がドパミン受容体に対する親和性よりも上回っている．例：リスペリドン，パリペリドン (リスペリドンの活性代謝物)，ペロスピロン，ブロナンセリン (ドパミン受容体に対する親和性がセロトニン受容体に対する親和性よりも上回っている)．

④**多元受容体標的化抗精神病薬 (MARTA)**：ドパミン受容体とセロトニン受容体以外に他のヒスタミン，アセチルコリン受容体等のさまざまな受容体に対しても親和性をもっている．例：アセナピン (唯一の舌下錠である)，オランザピン，クエチアピン，クロザピン (治療抵抗性の統合失調症の治療に用いる)．

⑤**ドパミン受容体部分作動薬 (DSS)**：ドパミン D_2 受容体に高い親和性をもち，その固有活性が内在性のドパミンに比べて小さい．例：アリピプラゾール，ブレクスピプラゾール (アリピプラゾールよりも固有活性が小さく，セロトニン $5\text{-}HT_{1A}$ 受容体および $5\text{-}HT_{2A}$ 受容体に対して高い親和性を示す)．

[1]　ドパミン神経終末からのドパミン放出は，セロトニン神経系から放出れるセロトニンによって抑制されており，セロトニン受容体遮断作用によりドパミン放出抑制が解除 (放出が促進) される．そのため，セロトニン・ドパミン受容体拮抗薬は，ドパミン受容体遮断作用を主とする薬剤 (定型抗精神病薬) に比べて運動機能障害等の副作用が少ないことが示されている．

2 うつ病に使用される治療薬

特　徴：主に抗うつ薬が用いられる．1960年代に開発された三環系抗うつ薬，四環系抗うつ薬から，最近では副作用が軽減された選択的セロトニン再取り込み阻害薬，セロトニン・ノルアドレナ

リン再取り込み阻害薬等が第一選択薬として推奨されている.

①**三環系抗うつ薬** (TCA)：神経終末でモノアミン (ノルアドレナリン・セロトニン) の再取り込みを阻害する．例：イミプラミン，デシプラミン (イミプラミンの活性代謝物であり，イミプラミンよりノルアドレナリン再取り込み作用は強い)．クロミプラミン，アミトリプチリン，アモキサピン (ドパミン D_2 受容体遮断作用も有する).

②**四環系抗うつ薬**：神経終末の前シナプスの α_2 受容体 (自己受容体) を遮断する．例：マプロチリン (ノルアドレナリン再取り込みを選択的に阻害する)，ミアンセリン，セチプチリン.

③**選択的セロトニン再取り込み阻害薬** (SSRI)：セロトニンの再取り込みを選択的に阻害する．例：フルボキサミン，パロキセチン，セルトラリン，エスシタロプラム.

④**セロトニン・ノルアドレナリン再取り込み阻害薬** (SNRI)：ノルアドレナリンとセロトニンの再取り込みを選択的に同程度に選択的に阻害する．例：デュロキセチン，ミルナシプラン，ベンラファキシン．SSRIやSNRIは，パニック障害の治療薬としても用いられる.

⑤**ノルアドレナリン作動性・特異的セロトニン作動性抗うつ薬** (NaSSA)：神経終末の前シナプスの α_2 受容体 (自己受容体) およびヘテロ受容体[2]を遮断し，ノルアドレナリンとセロトニンの遊離を促進する．例：ミルタザピン.

※2　ある受容体が異種の神経系の神経終末上に存在し，神経伝達物質の遊離を調整している．この受容体をヘテロ受容体といい，ミルタザピンはセロトニン神経終末の前シナプスに存在するノルアドレナリン α_2 受容体にアンタゴニストとして作用し，神経終末からのセロトニンの遊離を増大させる作用を有する.

3　認知症に使用される治療薬

特　徴：2010年まで，抗認知症薬 (アルツハイマー型認知症治療薬) として臨床使用されている薬剤はコリンエステラーゼ阻害薬であるドネペジルのみであったが，2011年に3剤が新たに承認された．その3剤はコリンエステラーゼ阻害薬のガランタミンとリバスチグミン，およびNMDA受容体拮抗薬であるメマンチンである．コリンエステラーゼ阻害薬同士の併用は現在のところ認められていないが，コリンエステラーゼ阻害薬とメマンチンの併用は可能である.

①**コリンエステラーゼ阻害薬**：アルツハイマー型認知症では脳内のアセチルコリンの減少が認められることから，アセチルコリンを分解する酵素であるアセチルコリンエステラーゼを阻害し，脳内のアセチルコリン量を増やすことによって認知機能の進行を抑制する．例：ドネペジル，ガランタミン，リバスチグミン (唯一の貼付剤).

②**NMDA受容体拮抗薬**：アルツハイマー型認知症には脳内のグルタミン酸神経系の機能異常が関与しており，グルタミン酸受容体のサブタイプのひとつであるN-メチル-D-アスパラギン酸 (N-methyl-D-aspartate：NMDA) 受容体が過剰に活性化され，過剰に Ca^{2+} が流入する．これにより神経細胞障害が生じ，記憶・学習障害が起こる．NMDA受容体拮抗薬はNMDA受容体チャネル阻害作用により，神経細胞保護作用と記憶・学習障害の抑制作用を示す．例：メマンチン (現在のところメマンチン1剤のみで，中等度・高度のアルツハイマー病に適応がある).

(亀井浩行)

LECTURE 11-3 精神疾患治療薬の有害反応

POINT

精神疾患治療薬の有害反応は，軽度なものから生命に危機を及ぼすものまで数多く存在する．

1 統合失調症に使用される治療薬の有害反応 (表)

特　徴：第一世代 (定型) 抗精神病薬では有害反応が起こりやすく，主に**錐体外路症状**，**高プロラクチン血症**，**過鎮静**等が発現する．副作用が軽減され第二世代 (非定型) 抗精神病薬では，**代謝異常**や**体重増加**等がみられる．稀に悪性症候群 (発熱，振戦，意識障害，ミオグロブリン尿) がみられる．

① **第一世代 (定型) 抗精神病薬**：運動障害である錐体外路症状[1] (パーキンソン様症状，アカシジア，ジストニア等) や乳汁分泌，月経異常，性機能障害といった高プロラクチン血症，過鎮静 (眠気，認知機能低下) 等が生じる (表中[a])．

② **第二世代 (非定型) 抗精神病薬**：第一世代 (定型) 抗精神病薬と比較して有害反応は少ないが，代謝異常 (高血糖，脂質異常症) や体重増加等がみられる．

③ **セロトニン・ドパミン受容体拮抗薬 (SDA)**：高用量で錐体外路症状，高プロラクチン血症，過鎮静が起こりやすくなる．代謝異常(高血糖，脂質異常症)や体重増加にも注意が必要である(表中[b])．

④ **多元受容体標的化抗精神病薬 (MARTA)**：特に体重増加，高血糖に注意が必要である．錐体外路症状，高プロラクチン血症は少ない．クロザピンでは特に無顆粒球症[2]，心筋炎・心筋症にも注意が必要である (表中[c])．

⑤ **ドパミン受容体部分作動薬 (DSS)**：体重増加，高血糖，錐体外路症状，高プロラクチン血症は少ない．ブレクスピプラゾールではアカシジア (じっと座っていられない) 等に注意 (表中[d])．

[1] 運動機能を調節している黒質–線条体系のドパミン神経が過剰に遮断されると，振戦 (手指の震え)，筋硬直 (筋肉のこわばり)，ジストニア (筋緊張異常)，アカシジア (じっと座っていられない，下肢がソワソワする)，ジスキネジア (口をもぐもぐする等) といった不随意運動が生じる．

[2] 白血球のうち顆粒球 (好中球，好酸球，好塩基球) が著しく減少した状態．クロザピンの投与により無顆粒球症が生じると，顆粒球の著しい減少により，重篤な細菌感染症をきたし，死に至る危険性がある．

2 うつ病に使用される治療薬の有害反応

特　徴：三環系抗うつ薬では，**抗コリン作用** (口喝，悪心・嘔吐，便秘等)，α_1**受容体拮抗作用** (起立性低血圧，めまい等)，**抗ヒスタミン作用** (眠気，倦怠感等) による副作用が多くみられる．四環系抗うつ薬，選択的セロトニン再取り込み阻害薬，セロトニン・ノルアドレナリン再取り込み阻害薬，ノルアドレナリン作動性・特異的セロトニン作動性抗うつ薬では有害反応は比較的少ない．

① **三環系抗うつ薬 (TCA)**：抗コリン作用，α_1受容体拮抗作用，抗ヒスタミン作用による副作用が多くみられる．アモキサピンはドパミンD_2受容体遮断作用も有することから，悪性症候群等にも注意する．

統合失調症治療薬の有害反応

薬　物	鎮　静	体重増加	糖尿病	錐体外路症状	抗コリン作用	プロラクチン上昇
リスペリドン[b]	＋	＋＋	＋＋	＋	＋	＋＋＋
アリピプラゾール[d]	－	＋/－	－	＋	－	－
アセナピン[c]	＋	＋/－	－	＋	－	＋/－
クエチアピン[c]	＋＋	＋＋	＋＋	－	－	－
オランザピン[c]	＋＋	＋＋＋	＋＋＋	＋/－	＋	＋
クロザピン[c]	＋＋＋	＋＋＋	＋＋＋	－	＋＋＋	－
ハロペリドール[a]	＋	＋	＋	＋＋＋	－	＋＋＋

＋＋＋：高頻度/重度，＋＋：中頻度/中度，＋：低頻度/軽度

リスペリドンは，鎮静，体重増加，耐糖能・脂質代謝異常，錐体外路障害，高プロラクチン血症への影響がみられる.

アリピプラゾールは過剰な鎮静や高プロラクチン血症の発現が少なく，さらに体重増加や耐糖能・脂質代謝への影響が少ないが，錐体外路障害ではアカシジアがみられる.

アセナピンも初期にみられる鎮静以外はアリピプラゾールと同様のプロフィールである.

クエチアピン，オランザピン，クロザピンは傾眠・鎮静がみられ，錐体外路障害や高プロラクチン血症を起こしにくいが，体重増加が発現しやすく，糖尿病には禁忌である.

(亀井，2018[5])より一部改変)

②**四環系抗うつ薬**：心血管系に及ぼす影響が少なく，抗コリン作用も三環系抗うつ薬より少ない.

③**選択的セロトニン再取り込み阻害薬** (SSRI)：セロトニン症候群[※3]，食欲不振・悪心等の消化器症状に注意が必要である.

④**セロトニン・ノルアドレナリン再取り込み阻害薬** (SNRI)：セロトニン症候群，食欲不振・悪心等の消化器症状，血圧上昇に注意が必要である.

⑤**ノルアドレナリン作動性・特異的セロトニン作動性抗うつ薬** (NaSSA)：眠気や体重増加がみられやすい.

※3　脳内のセロトニン量が過剰になり，不安，焦燥，興奮，錯乱，幻覚，反射亢進，ミオクローヌス，発汗，戦慄，頻脈，振戦等が現れる症候.

③ 認知症に使用される治療薬の有害反応

特　徴：コリンエステラーゼ阻害薬では**消化器症状**がみられ，NMDA受容体拮抗薬では**めまい**，**痙攣**等に注意を要する.

①**コリンエステラーゼ阻害薬**：特に投与初期には，食欲不振，悪心・嘔吐，腹痛，下痢等の消化器症状に注意が必要である. リバスチグミンは唯一の貼付剤で，消化器症状は少ないが，発赤，発心，搔痒感等の皮膚症状が生じやすい.

②**NMDA受容体拮抗薬**：浮動性めまい，痙攣，失神，意識消失に注意を要する.

(亀井浩行)

LECTURE 11-4

薬物によって生じる精神障害

POINT
薬物によって引き起こされる精神障害には，うつ状態，躁状態，幻覚，せん妄等がある．

1 ホルモン製剤

①**ステロイド性抗炎症薬**：抗炎症作用や免疫抑制作用等によりアレルギー疾患，自己免疫疾患等に効果を現す．ステロイド性抗炎症薬が大量に使われると急性的に精神病状態を示すことがある．精神症状としては，**躁状態**[※1]や**うつ状態**[※2]，**意識障害**等が多くみられる．

[※1] 気分が異常かつ持続的に高揚し，開放的または易怒的となる状態．
[※2] 気分が落ち込み，意欲がなくなる状態．

2 パーキンソン病に関連した薬剤

①**ドパミン作動薬**：レボドパ等中枢性の運動障害を主体とするパーキンソン病[※3]の治療薬に用いられる．**幻覚**[※4]や**せん妄**[※5]等が現れやすい．

②**抗コリン薬**：ビペリデン等中枢性の運動障害を主体とするパーキンソン病の治療薬に用いられる．常用量でも**不安**，**焦燥**，**幻覚妄想状態**，**せん妄**等が現れることがある．

[※3] 4大症状として「無動（運動緩慢）」「振戦」「筋強剛」「姿勢保持障害」がある．
[※4] 実際には存在しないものを見たり聞いたり感じたりする症状．
[※5] 急におかしなことを言い出したり，幻覚が見えたり，興奮したり，安静にできなくなったり，見当識が障害されてしまうことを指し，正しい判断や行動をするための脳機能が低下した状態．

3 非ステロイド性抗炎症薬

抗炎症作用，解熱作用，鎮痛作用を有する薬物である．

常用量でも眠気，めまい，興奮等がみられる．インドメタシンによる精神症状（**うつ状態**等）が多く，アスピリンの大量服用により**せん妄**や**興奮**が現れやすい．

4 循環器用薬

①**強心薬**：心筋の収縮力を強くし，速くなりすぎた脈を整え，心不全等の治療に使用される薬物である．ジギタリス製剤では，**うつ状態**，**情緒不安定**，**健忘**[※6]，**錯乱**，**せん妄**等が現れることがある．

②**降圧薬**：高血圧の治療に用いる薬である．レセルピンは中枢神経のモノアミンを枯渇させるため，特に**うつ症状**を起こしやすい．また，プロプラノロール等のβ遮断薬は幻視を中心とする**幻覚**や**うつ症状**がみられることがある．

[※6] 新しい情報を獲得したり，保持したりすることの障害．他の認知機能は比較的保たれている．

精神障害を引き起こす薬剤

分 類	代表的な医薬品	精神障害
ステロイド性抗炎症薬	プレドニゾロン, デキサメタゾン, ベタメタゾン, ヒドロコルチゾン等	躁状態, うつ状態, 意識障害等
パーキンソン病治療薬	ドパミン作動薬：レボドパ, タリペキソール, ロピニロール, カベルゴリン, ブロモクリプチン, アマンタジン等	幻覚, せん妄等
	抗コリン薬：ビペリデン, トリヘキシフェニジル, プロメタジン等	不安, 焦燥, 幻覚妄想状態, せん妄等
非ステロイド性抗炎症薬	インドメタシン, アスピリン, ジクロフェナクナトリウム等	うつ状態, せん妄, 興奮, 幻覚等
ジギタリス製剤	ジゴキシン, ラニラピッド	うつ状態, 情緒不安定, 健忘, 錯乱, せん妄等
降圧薬	レセルピン, プロプラノロール, カルテオロール, カルベジロール等	幻覚, うつ症状等
アルコール依存症治療薬	抗酒薬：ジスルフィラム, シアナミド 断酒補助剤：アカンプロサート 飲酒量低減薬：ナルメフェン	情動不安定, うつ症状, 幻覚妄想状態, せん妄, 不安, 注意力障害, めまい, 傾眠等

(尾崎ら, 2021[1])を参考に筆者が作成)

5 アルコール依存症治療薬

　アルコール依存症とは, 物質依存性の精神・行動障害の一種であり, 多量の飲酒を繰り返すことで飲酒したいという欲求が強くなり, 飲酒行動をコントロールすることが難しくなる脳の疾患のことである. 健康や仕事, 家庭生活に重大な支障をきたす.

①**抗酒薬 (ジスルフィラム, シアナミド)**：抗酒薬を服用中に飲酒した場合, 血中アセトアルデヒド濃度が上昇し, 悪心・嘔吐, 頭痛, 動悸, 顔面紅潮, 呼吸困難, 等の**アセトアルデヒド**による不快な反応を引き起こす. これによって心理的に飲酒を断念しやすくなるという効果を現す. ジスルフィラムは, **情動不安定, うつ症状, 幻覚妄想状態, せん妄**等を引き起こすことがある.

②**断酒補助剤 (アカンプロサート)**：飲酒への欲求を軽減させることにより断酒率を高める効果がある. アカンプロサートでは不安等がみられるが, 発現頻度は低い.

③**飲酒量低減薬 (ナルメフェン)**：選択的オピオイド受容体調節薬であり, この作用機序により飲酒欲求が抑制されると考えられており, 飲酒量の低減作用を示す薬物である. 注意力障害, めまい, 傾眠等が現れることがある.

コラム　物質・医薬品誘発性精神疾患

　「物質・医薬品誘発性精神疾患」とは, 中毒物質 (アルコール, 幻覚剤, コカイン等), 向精神薬 (鎮静薬, 催眠薬, 抗不安薬等), その他の薬剤 (ステロイド) 等によって引き起こされる症状発現を指す[6]. 症状として顕著な幻覚・妄想がみられる.

(亀井浩行)

LECTURE 12-1 主な循環器系疾患とその発症機序

ST
国試出題

POINT

循環器とは，心臓と血管で構成され，血液を体内に循環させる働きをもつ．
高血圧，狭心症，不整脈といった循環器疾患がある（図）.

1 高血圧の発症機序

　血圧とは動脈血管内を流れる血液が血管の内壁を押す力であり，心臓から押し出される血液量である心拍出量と，血管が収縮して血流が妨げられる血管の抵抗力によって決まる．血圧はmmHg（水銀柱ミリメートル）の単位で表す．1mmHgは，1mmの水銀柱のもたらす圧力を表す.

　血圧は心臓が収縮するときに最も高く，このときの圧力を収縮期血圧とよび，拡張するときに最も低くなり，このときの圧力を拡張期血圧とよぶ．**高血圧**とは血圧が高くなる病態や高い状態を総称した疾患である．収縮期血圧が140mmHg以上または拡張期血圧が90mmHg以上を高血圧と定義する.

　高血圧の約9割を占めるのがその原因が明らかでない**本態性高血圧**で，遺伝的要因や環境の要因により生体の血圧調節機構に変化や異常が起こり，血圧上昇をきたすと考えられている．他の疾患に伴って血圧上昇を起こすものを二次性高血圧という．高血圧は自覚症状が少ないが，慢性化すると血管に大きなダメージをきたし，脳血管障害や心疾患を引き起こす.

2 狭心症の発症機序

　心臓は心筋とよばれる筋肉でつくられており，心筋を動かすために酸素や栄養が常に供給されなければならない．心臓の周囲を冠のように覆っている**冠動脈**が，心筋に酸素や栄養を与えている．**狭心症**では冠動脈が何らかの原因で狭くなり，血流の低下による酸素供給の低下，もしくは運動や精神的な興奮により心筋の仕事量が増加し，心筋の酸素の需要が増加することにより心筋への酸素の供給が一時的に欠乏する．この際，胸部に圧迫感を伴う痛みが発生する状態が狭心症である．運動等によって引き起こされる労作性狭心症と，安静時にも痛みが起こる安静時狭心症がある.

3 不整脈の発症機序

　心臓は，心房と心室が連携をとって規則正しく収縮と拡張を繰り返し，全身に血液を送り出している．収縮と拡張の繰り返しをつかさどる電気回路を**刺激伝導系**といい，その規則性が正常ではなくなったときが**不整脈**であり，脈拍のリズムに異常が生じる．脈が速くなる頻脈性不整脈と脈が遅くなる徐脈性不整脈に大別される．頻脈性不整脈は，心臓での刺激伝導系が正規の場所から発生しないことで起こったり，刺激伝導に異常をきたしたりすることで起こる．一方，徐脈性不整脈は，刺激の伝導経路に障害があり，うまく刺激が伝わらないことによって起こる.

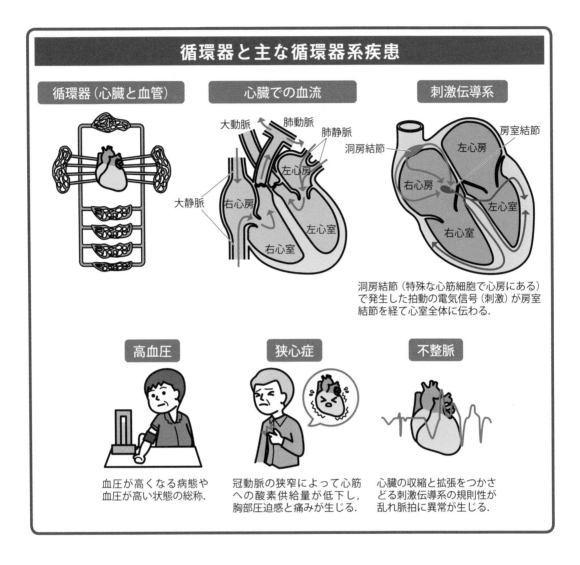

循環器と主な循環器系疾患

循環器（心臓と血管）

心臓での血流

大動脈　肺動脈　肺静脈　左心房　大静脈　右心房　右心室　左心室

刺激伝導系

洞房結節　房室結節　左心房　右心房　左心室　右心室

洞房結節（特殊な心筋細胞で心房にある）で発生した拍動の電気信号（刺激）が房室結節を経て心室全体に伝わる.

高血圧

血圧が高くなる病態や血圧が高い状態の総称.

狭心症

冠動脈の狭窄によって心筋への酸素供給量が低下し，胸部圧迫感と痛みが生じる.

不整脈

心臓の収縮と拡張をつかさどる刺激伝導系の規則性が乱れ脈拍に異常が生じる.

コラム　リハビリテーション時の注意点（高血圧治療薬を服用している患者）

　立ち上がり練習はリハビリテーションではよく行われるが，座った状態から立ち上がると血圧は一過性に低下する. 健常人であれば自律神経の反射によって速やかにもとの血圧に戻るが，高齢者や自律神経に障害がある人では反射が生じにくく，低血圧（起立性低血圧）を生じることがある. 高血圧治療薬の中にはこの反射による血圧の正常化を妨げる働きをもつ薬もあるので，リハビリテーション開始前にどのような薬を服用しているのか，またその薬の作用機序（薬が効果を発揮するメカニズム）について十分理解しておく必要がある（☞ LECTURE 12-2）.

（大滝康一）

LECTURE 12-2 高血圧治療薬とその有害作用

POINT

高血圧治療薬には利尿薬，交感神経抑制薬，血管拡張薬，RAA系抑制薬があり，それぞれ作用機序や有害作用が異なる.

1 高血圧治療薬の分類（図①）

高血圧治療薬は降圧薬ともよばれる. **降圧薬**には，利尿薬，交感神経抑制薬，血管拡張薬，レニン-アンギオテンシン-アルドステロン（RAA）系抑制薬等の種類がある.

①**利尿薬**：ループ利尿薬やチアジド系利尿薬等があり，主に尿として水の排泄を促進することにより，循環血液量を減少させ，降圧効果が現れる.

②**交感神経抑制薬**：血圧を調節する因子である交感神経系の働きを抑制する. α_1遮断薬は，交感神経のα_1受容体を遮断して血管を拡張し，末梢血管抵抗を下げる. β遮断薬は，心臓のβ受容体を遮断することにより，心収縮力と心拍数を抑えて心拍出量を低下させたりすること等で降圧が起こる. $\alpha\beta$遮断薬はα受容体，β受容体の両方を遮断することで効果を発揮する. この他に，中枢神経系のα_2受容体に作用して交感神経系の働きを弱め，心拍出量や血管抵抗を低下させる**中枢性交感神経抑制薬**も存在する.

③**血管拡張薬**：カルシウム拮抗薬と直接作用型がある. カルシウム拮抗薬は，筋肉の収縮に影響を及ぼすCa^{2+}イオンを細胞へ入り込ませないことにより，血管の筋肉の収縮を起こさせず，血管を拡張させて血圧を低下させる. 直接作用型は細動脈の血管の筋肉に直接働きかけて血管を拡張させる.

④**RAA系抑制薬**：生体の血圧調節機構であるRAA系に働きかける. 生理的な血圧低下が起こると，腎臓からレニンが分泌され，最終的にアルドステロンが分泌されることにより，腎での水やナトリウムの再吸収が促進され血圧上昇が起こる. RAA系抑制薬のアンギオテンシン変換酵素阻害薬（ACE阻害薬）は，レニンの分泌を起点として生成されるアンギオテンシンIIの産生抑制等により降圧効果を示す. アンギオテンシンII受容体拮抗薬（ARB）は，アンギオテンシンIIの受容体への結合を阻害し，血圧を低下させる.

2 高血圧の治療

高血圧の治療は，まず，塩分摂取制限，減量，適度な運動，節酒，禁煙といった非薬物療法から始める. 非薬物療法で不十分な場合，降圧薬を用いる. 降圧薬はカルシウム拮抗薬，ARB・ACE阻害薬，利尿薬を第一選択として用いる. 中程度までの高血圧は単剤にて治療を行うが，血圧のコントロールが困難な場合，増量もしくは段階的に他の降圧薬を追加する.

3 降圧薬の有害作用（図②）

降圧薬の有害作用は，種類によって異なる. 各降圧薬の代表的な有害作用を**表**に示す.

交感神経抑制薬はリハビリテーション施行においては注意が必要な薬物である（p99コラム）.

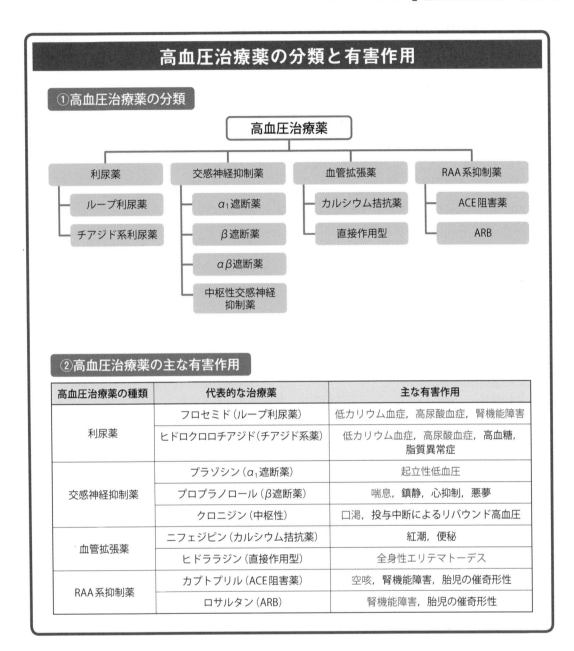

このうち，**β遮断薬**は心機能抑制により心臓からの血液の送り出しを弱め，心拍数を低下させることで降圧作用を生じる．リハビリテーションの運動処方を決定する際には心拍数を指標とするKarvonen法やPCI (Physiological cost index) が頻用されるが，β遮断薬を服用している患者では心拍数上昇が抑えられるためこれらの方法では適切な運動強度を設定することができない．このため，β遮断薬を服用している患者では**Borg指数**等の自覚的運動強度 (rate of perceived exertion：RPE) を指標とする必要がある．

（大滝康一）

| LECTURE 12-3 |

狭心症治療薬とその有害作用

POINT

狭心症の治療薬には硝酸薬，カルシウム拮抗薬，β遮断薬がある．硝酸薬にはさまざまな剤型があり，用途により使い分けられる．

1 狭心症治療薬の分類 (図①)

狭心症の治療薬には，硝酸薬，カルシウム拮抗薬，β遮断薬がある．

①**硝酸薬**：血管の筋肉である平滑筋の細胞の中で，一酸化窒素 (NO) を放出する．NOには平滑筋を弛緩させる働きがあり，静脈を拡張することにより静脈から心臓へ戻ってくる血液の流れを緩やかにし，心臓にかかる負担を軽減させる．さらに，動脈を拡張させることにより，心臓に溜まった血液を送り出しやすくする．心臓の周囲にある冠動脈は，心臓に酸素を供給する血管であり，NOは冠動脈を拡張することで心臓の酸素供給を増やす．代表的な硝酸薬として，<u>ニトログリセリン</u>と硝酸イソソルビドがある．これらの硝酸薬にはさまざまな剤型があり，用途に応じて使い分けられる (**表**)．

②**カルシウム拮抗薬，β遮断薬**：降圧薬として用いられることもある．両剤の作用は☞**LECTURE 12-2**を参照してほしい．カルシウム拮抗薬は，冠動脈を拡張する働きにより心臓の酸素供給を増やす．心臓に選択的に作用するカルシウム拮抗薬では，心拍数の減少や心筋の収縮力の抑制により，心筋の酸素消費量の低下が期待できる．β遮断薬は，カルシウム拮抗薬と同様に心拍数の減少や心筋の収縮力の抑制により，狭心症の作用を軽減する．

2 硝酸薬の剤型と有害作用 (図②)

狭心症では，胸部の痛みをコントロールすることが重要である．狭心症の発作に対しては，硝酸薬が用いられる．速効性が求められるため，舌下錠やスプレーでの噴霧により口腔粘膜から吸収させることで数分以内での速やかな効果が期待できる．発作予防のために定期的に用いる硝酸薬として，服用後約12時間効果が持続する徐放剤もある．テープ剤は1日1枚貼付し続けていることで2日間効果が持続する．注射剤は速効であり，点滴中は作用が持続する．

硝酸薬の有害作用として，**頭痛**，**動悸**，**低血圧**等がみられる．

3 狭心症の治療はどのように行うか

硝酸薬以外に，β遮断薬やカルシウム拮抗薬を狭心症発作の予防のために服用する．薬以外の狭心症の治療として，狭くなった血管とは別に，手術によって血液の流れる道をつくる冠動脈バイパス術 (CABG) が行われたり，カテーテルによって狭くなった血管を拡げ，血流を再開させるカテーテル治療法 (冠動脈形成術) が行われたりする．

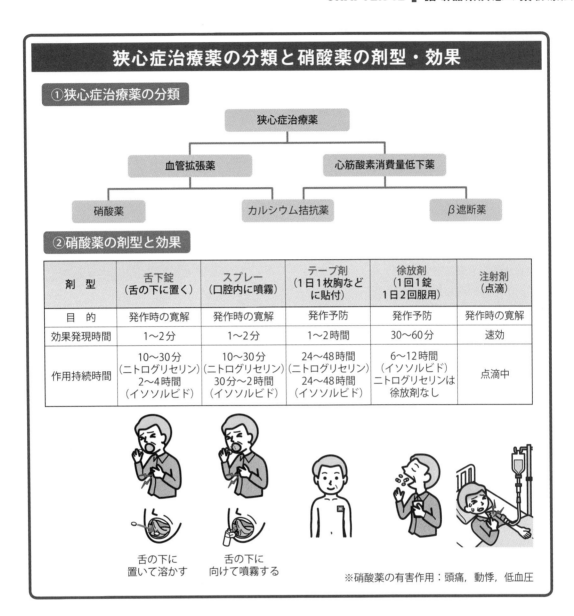

狭心症治療薬の分類と硝酸薬の剤型・効果

①狭心症治療薬の分類

```
                    狭心症治療薬
          ┌──────────────┴──────────────┐
      血管拡張薬                  心筋酸素消費量低下薬
    ┌─────┴─────┐              ┌─────────┴─────────┐
  硝酸薬      カルシウム拮抗薬                      β遮断薬
```

②硝酸薬の剤型と効果

剤 型	舌下錠 (舌の下に置く)	スプレー (口腔内に噴霧)	テープ剤 (1日1枚胸など に貼付)	徐放剤 (1回1錠 1日2回服用)	注射剤 (点滴)
目 的	発作時の寛解	発作時の寛解	発作予防	発作予防	発作時の寛解
効果発現時間	1～2分	1～2分	1～2時間	30～60分	速効
作用持続時間	10～30分 (ニトログリセリン) 2～4時間 (イソソルビド)	10～30分 (ニトログリセリン) 30分～2時間 (イソソルビド)	24～48時間 (ニトログリセリン) 24～48時間 (イソソルビド)	6～12時間 (イソソルビド) ニトログリセリンは 徐放剤なし	点滴中

舌の下に
置いて溶かす

舌の下に
向けて噴霧する

※硝酸薬の有害作用：頭痛，動悸，低血圧

コラム　舌下投与の例

　舌下投与する薬剤はそれほど多くはない．舌下投与は舌の下に入れることによって，唾液によって薬が溶け，有効成分が口腔粘膜から吸収されることで効果を発揮する．舌下投与する目的の1つとして，舌の下の粘膜から吸収され，直接全身を巡る血中に入り，標的とする臓器に短時間で届くため，作用発現時間を速くできる．もう1つの目的として，内服した場合，有効成分が初回通過効果 (☞ LECTURE 6-2) により，ほとんどが全身を巡る血中に入らない薬剤において，薬効を十分に発揮させることが期待できる．狭心症発作に対して用いるニトログリセリンは，狭心症発作を速やかに改善させるために用いる．さらに，内服すると小腸で吸収された後肝臓でほぼ100％代謝されてしまう．すなわち，上記の両方の目的のため，舌下投与することがある．他に舌下投与する薬剤として，がん性疼痛に対して用いるフェンタニル (☞ LECTURE 13-4) はニトログリセリンと同様に上記の両方の理由で舌下投与することがある．統合失調症に用いるアセナピン (☞ LECTURE 11-2) は肝臓でほぼ代謝されてしまうという理由で舌下投与する．　　　　　　　　　　　　　　　　　　　　　　　(大滝康一)

LECTURE 12-4 不整脈治療薬とその有害作用

POINT

不整脈治療薬は主に頻脈性不整脈に対して用いられ，心筋細胞の電気活動の抑制の違いによりⅠ〜Ⅳの4群に分類される．

1 不整脈の治療 (図①)

不整脈は脈が速くなる**頻脈性不整脈**と脈が遅くなる**徐脈性不整脈**に大別される．頻脈性不整脈は，異常発生部位により上室 (心房) 性不整脈と心室性不整脈に分けられる．上室性不整脈として**心房細動**や上室性頻拍，心室性不整脈では心室性期外収縮，心室性頻拍，心室細動といった種類の不整脈が薬物治療を必要とする．一方，徐脈性不整脈に対する治療としては，**人工ペースメーカー**の植込みが行われることが多い．

不整脈治療薬は，心臓を動かす筋肉である心筋細胞の電気活動を抑制し，興奮性を低下させる薬剤，異常な伝導をくい止める薬剤等があり，不整脈の種類に応じて適切な薬剤が用いられる．

2 不整脈治療薬の分類 (表②)

不整脈治療薬は，心筋細胞の電気活動の抑制方法の違いにより，Ⅰ〜Ⅳの4群に分けられる．これは**ボーン-ウィリアムス分類**とよばれる．

Ⅰ群はナトリウムチャネル遮断薬ともよばれ，心筋細胞内へNa^+イオンが入り込むのを抑制して細胞の興奮を低下させる．ジソピラミド，メキシレチン，フレカイニドが挙げられる．

Ⅱ群はβ遮断薬であり，高血圧や狭心症に対しても用いられる．交感神経系の興奮によって発生する不整脈を抑制する．

Ⅲ群はカリウムチャネル遮断薬ともよばれ，心筋細胞からのK^+イオンの流出を抑えて，心筋細胞の活動電位の持続時間を延長させることで，次の興奮を起こすまでの時間を延長させる．これを不応期の延長という．Ⅲ群の治療薬としてアミオダロンが挙げられる．

Ⅳ群はカルシウム拮抗薬であるが，高血圧治療薬や狭心症治療薬とは異なる治療薬が用いられる．この群の薬剤は，心筋の興奮が発生する部位の細胞のCa^{2+}イオンの流入を抑制することで異常な興奮を抑制する．Ⅳ群の治療薬としてベラパミル，ジルチアゼムが挙げられる．

3 不整脈治療薬の有害作用 (表②)

有害作用として，Ⅰ群では，心筋の収縮力の低下による**心機能抑制**や**血圧低下**，抗コリン作用による**口渇・視力障害**，稀に低血糖を起こす薬剤もある．

Ⅱ群では，**徐脈**や心筋の収縮力の低下による**心機能抑制**，**糖尿病患者での血糖上昇**に注意が必要である．

Ⅲ群では，**肺障害**や**肝障害**といった致死的な有害作用に加えて，刺激の伝導に異常をきたすことによって起こる**新たな不整脈**が発現することもある．

Ⅳ群の薬剤においても心筋の収縮力の低下による**心機能抑制**に注意を要する．

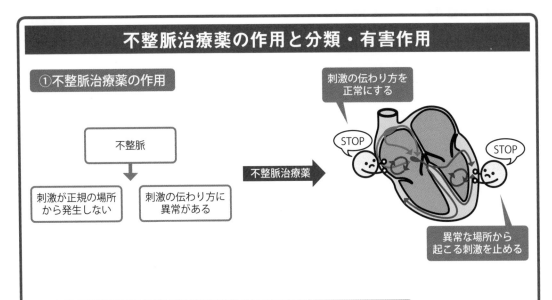

①不整脈治療薬の作用

②不整脈治療薬の分類（ボーン-ウィリアムス分類）と有害作用

分　類	薬剤名	有害作用
I群（ナトリウムチャネル遮断薬）	ジソピラミド，メキシレチン，フレカイニド	心機能抑制，血圧低下，口渇・視力障害，稀に低血糖
II群（β遮断薬）	ビソプロロール，カルベジロール，プロプラノロール	徐脈，心機能抑制，糖尿病患者での血糖上昇
III群（カリウムチャネル遮断薬）	アミオダロン	肺障害，肝障害，新たな不整脈
IV群（カルシウム拮抗薬）	ベラパミル，ジルチアゼム	心機能抑制

コラム リハビリテーション時の注意点（不整脈治療薬を服用している患者）

　不整脈はストレス等日常的な要因によっても誘発されるが，適切な運動処方のもとで行われる運動療法中にも発生する可能性があり，稀に致死性不整脈へ移行する危険性があるため注意が必要である．不整脈が頻発・連発している時期のリハビリテーション実施は避けなければならないが，運動療法の施行により不整脈の発生を抑制できるとの報告もある．不整脈治療薬を服用している患者にリハビリテーションを実施する場合は，携帯心電図を使用したり患者の自覚症状を注意深く観察したりしながら実施し，異常があれば直ちに施行を中止する必要がある．

（大滝康一）

LECTURE 13-1 痛みの種類と痛覚

POINT
痛みの部位や感じ方は多種多様である．痛みは自覚症状であるため，ペインスケール等を用いて客観的に評価する．

1 痛みとは生体の防衛手段である

刺激の種類にかかわらず，非常に強い刺激は生体にとって有害であり，あらゆる刺激はその強度を増すと痛覚を生じさせる．このように痛覚は有害な刺激から回避し，生体を防衛するための信号としての役割を果たしている．生体組織に損傷を及ぼす刺激を**侵害刺激**といい，刺激に対して興奮する受容器を**侵害受容器**という．

生体は侵害刺激を受けると「身体が傷つく危険がある」という警告を発し，それを痛みとして認識する．認識された痛みという警告信号は，さらなる外敵から身を守り，損傷部位を修復しようと生体防御系を賦活する．痛みは生命を維持するための基本的機能である．

2 痛みは主観的な症状である（図）

痛みは主観的な情動体験のため，血圧のように測定器を用いて測ることはできない．そのため，痛みの強さを客観的な尺度で評価するために**ペインスケール**を用いる．ペインスケールにはいくつかの種類があるが，それぞれの特徴に合わせて使い分ける．

主なペインスケールとして以下のものがある．

①**数値評価スケール：NRS（Numeric Rating Scale）**：全く痛みがない状態を「0」，イメージできる一番ひどい痛みを「10」としたとき，今の痛みを評価する（順序尺度）．最も一般的なスケールであるが，数字がわからない乳幼児や認知症患者には使用できない．

②**フェイススケール（Face Rating Scale）**：顔の表情を描いたイラストで今の痛みがどの絵に近いかを示してもらい評価する．小児患者に適したスケールである．

③**視覚アナログスケール：VAS（Visual Analog Scale）**：10cmの直線をスケールとし，「全く痛くない」状態から「最悪の痛み」までの間で，今の痛みがどの位置であるか指で差してもらい，評価する．

3 痛みは原因，痛む部位，痛み方で分類できる

痛みは，その原因から，①外部からの痛みの刺激による**侵害受容性疼痛**，②神経の障害や圧迫による**神経障害性疼痛**，③不安や恐怖，ストレス等，心の問題で生じる**心因性疼痛**に分類される．また発生部位から，①皮膚や筋肉，骨や関節の侵害受容器が刺激されて起こる**体性痛**，②内臓の刺激や収縮等によって起こる**内臓痛**，③脳や脊髄の損傷によって起こる**中枢性疼痛**，④痛みとなる原因が生じた部位から離れた場所に痛みを感じる**関連痛**に分類される．さらに痛みの起こり方から，①外傷や病気等によって急に発生する**急性痛**，②長く続く**慢性痛**，③じっとしていても痛む**自発痛**，④体を動かすと痛む**体動時痛**に分類される．痛みの的確な診断と治療を行うためにも痛みをさまざ

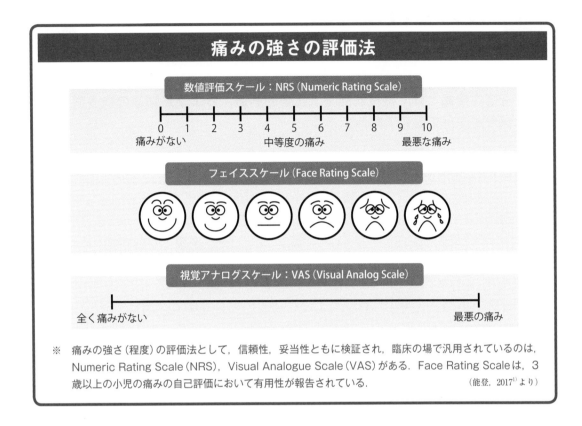

痛みの強さの評価法

数値評価スケール：NRS (Numeric Rating Scale)

0　1　2　3　4　5　6　7　8　9　10
痛みがない　　　　　中等度の痛み　　　　　最悪な痛み

フェイススケール (Face Rating Scale)

視覚アナログスケール：VAS (Visual Analog Scale)

全く痛みがない　　　　　　　　　　　　　　　　最悪の痛み

※　痛みの強さ（程度）の評価法として，信頼性，妥当性ともに検証され，臨床の場で汎用されているのは，Numeric Rating Scale (NRS)，Visual Analogue Scale (VAS) がある．Face Rating Scale は，3歳以上の小児の痛みの自己評価において有用性が報告されている．　　　　　（能登．2017[1]）より）

まな角度から正確に分類することが重要である．

4 ┃ 痛みの問診は多角的に行う

　痛みは自覚症状であるため，痛みを正確に把握するには問診が重要である．問診のポイントとしては以下が挙げられる．

①**主訴**：最もつらい痛み症状は何か．痛みによって生活で困っていることは何か．

②**どこが**：痛みの部位を直接指差してもらうか，絵（図）に描いてもらう．

③**どのように**：患者の痛みに対する表現をオープンクエスチョン（開かれた質問）で聞き出す．

④**どれくらい**：ペインスケールを用いて評価する．

⑤**随伴症状**：痺れや発赤，発熱や嘔気等痛み以外の症状がないか．

　痛みの部位は1か所とは限らないため，複数か所あれば，どこが（部位），どのように（痛みの質）痛むかをそれぞれについて丁寧に問診することが重要である．痛みの表現は，痛みの原因の推定に大きく役立つ場合がある．患者の痛みの表現をありのままに記録する．たとえば，内臓痛であれば腹部腫瘍の痛み等，局在があいまいな鈍い痛み（ズーンと重い），体性痛であれば骨転移等，局在のはっきりした明確な痛み（ズキッとする），あるいは神経障害性疼痛であれば神経叢浸潤・脊椎浸潤等の痛み（ピリピリ電気が走る・しびれる・じんじんする，焼かれるような）である．

（宮崎雅之・野田幸裕）

CHAPTER 13 疼痛の制御と薬物療法

LECTURE
13-2
侵害受容性疼痛

ST
国試出題

POINT
侵害受容性疼痛とは,機械的刺激,化学的刺激,および熱刺激の侵害刺激が電気信号となって起こる痛みである.

1 侵害受容性疼痛には発痛物質が関係する

　生体の外部または内部からの刺激が電気信号となって神経を伝わり,その神経伝達の過程が連続して発生することで侵害受容性疼痛が起こる.これは最も日常的な痛みである.侵害受容性疼痛を引き起こす刺激を**侵害刺激**といい,侵害刺激の種類として,**機械的刺激**,**化学的刺激**,および**熱刺激**がある.

　機械的刺激は,刃物で切る,体をどこかにぶつける,あるいは強く引き伸ばされる等が刺激となる.化学的刺激は,酸やアルカリ,カプサイシン,あるいは発痛物質等の化学物質が刺激となる.熱刺激は,15℃以下の冷却と43℃以上の熱が刺激となる.

　外傷等により生体の組織が損傷すると発痛物質が放出されて,炎症反応として発赤,熱感,腫脹,疼痛(炎症の4徴候)が発現する.急性炎症には局所の浮腫,白血球の集積,フィブリンの析出,血管透過性の亢進があり,慢性炎症には血管の退縮がある.発痛物質には,以下のものがある.

①**ブラジキニン**:血管の損傷がきっかけで産生される強力な発痛物質である.
②**ヒスタミン**:アレルギーに関与する物質であり,低濃度ではかゆみを誘発するが,高濃度では発痛物質として作用する.
③**プロスタグランジン**:プロスタグランジン自体に発痛作用はないが,ブラジキニンによる発痛作用を強める発痛増強物質である.
④**セロトニン**:中枢では神経伝達物質として生体リズムを調節しているが,末梢では炎症時の疼痛に関与する.
⑤**サイトカイン**:免疫細胞等が産生・放出する物質であり,組織の損傷や炎症時に発痛物質や情報伝達物質として作用する.

2 痛みの情報はニューロン(神経)を介して伝わる (図)

　侵害刺激を受容するのは**侵害受容器**である.侵害受容器は感覚点のひとつである痛点に存在し,全身に分布する自由神経終末がその役割を担っている.自由神経終末は侵害刺激を感知すると電気的刺激に変換され,脊髄へ刺激を送る.痛みの情報を末梢から脊髄まで伝えるニューロンを**一次侵害受容ニューロン**,脊髄から脳へ痛みの情報を伝えるニューロンを**二次侵害受容ニューロン**という.一次侵害受容ニューロンは,受容体に加わった一次的な刺激の後,損傷組織から放出される化学物質(発痛物質)による二次的な刺激によって,さらに興奮性が高まる.

108

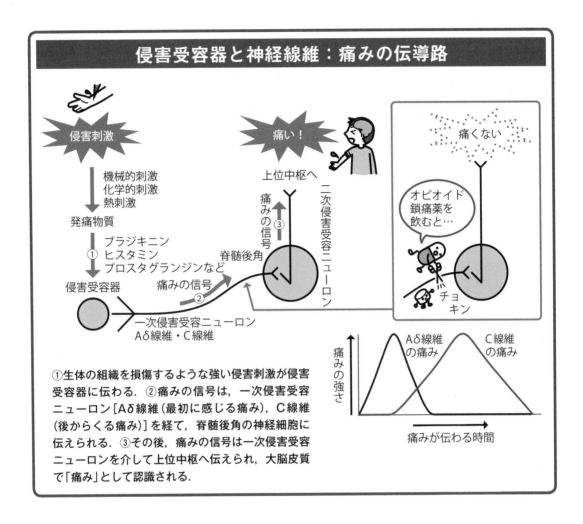

①生体の組織を損傷するような強い侵害刺激が侵害受容器に伝わる．②痛みの信号は，一次侵害受容ニューロン[Aδ線維（最初に感じる痛み），C線維（後からくる痛み）]を経て，脊髄後角の神経細胞に伝えられる．③その後，痛みの信号は一次侵害受容ニューロンを介して上位中枢へ伝えられ，大脳皮質で「痛み」として認識される．

3 侵害受容器を有する神経線維には2種類ある

侵害受容器を有する神経線維には以下の2種類がある．
①**Aδ線維**：線維径の細い有髄神経であり，伝導速度が3〜30m/秒と**速い**神経線維である．最初の突発的な**鋭い痛み**（first pain）を引き起こす．鋭痛を感受する．
②**C線維**：線維径が太い無髄神経であり，伝導速度が2m/秒とAδ線維に比べて**遅い**神経線維である．続発する**鈍い痛み**（second pain）を引き起こす．主に灼熱痛や鈍痛を伝達する．
　いずれの侵害受容器も，損傷部位の末梢およびシナプスから痛みのシグナルを受け取り，脊髄後角の介在ニューロンに伝達する．それぞれの侵害受容器は，シグナル伝達速度の相違だけでなく，含有する神経伝達物質，発現する受容体とイオンチャネル，損傷や疾患の際の感受性が異なる．すべての侵害受容器のうち約70％がC線維であり，残りの約30％がAδ線維である．

（宮崎雅之・野田幸裕）

LECTURE 13-3 神経障害性疼痛

POINT

神経障害性疼痛は，神経線維の圧迫や損傷により惹起される痛みであり，難治性となる場合が多いことが特徴である．

1 神経障害性疼痛は難治性となる場合が多い (図①)

神経障害性疼痛 (神経因性疼痛) は神経線維の圧迫や損傷によって惹起される．発症機序により中枢性疼痛と末梢性疼痛に分けられる．中枢性の主な原因は，**脳卒中**や**脊髄損傷**等がある．末梢性疼痛の主な原因には，**帯状疱疹**や**糖尿病**の合併症，**椎間板ヘルニア**，幻肢痛，**脊柱管狭窄症**や**がんの浸潤・転移**，あるいは**抗がん剤の副作用**がある．

神経障害性疼痛は，ビリビリとした痛み，針で突き刺されるような痛み，電気が走るような痛み等と表現される場合が多い．

神経障害性疼痛は，**難治性**となる場合が多いことが特徴である．脳卒中後中枢性疼痛 (central poststroke pain：CPSP) のひとつである**視床痛**は，難治性の後遺症となる．症状の特徴として，持続的な痛み，発作性で焼けつくような耐え難い痛みと表現され，自発痛 (非侵害刺激疼痛) が中心である．また，幻覚痛が現れる場合もある．通常の鎮痛薬 (非ステロイド性抗炎症薬：Non-Steroidal Anti-Inflammatory Drugs：NSAIDs) では効果が得られにくく，長期間痛みに難渋する傾向がある．薬物治療には**鎮痛補助薬** (☞ LECTURE 13-4) が用いられる．

2 神経障害性疼痛は神経線維の脱髄により惹起される (図②)

長時間の圧迫や損傷によって有髄線維の髄鞘が傷ついてはがれる．これを**脱髄**という．髄鞘は神経線維の絶縁体の役割を果たしているため，脱髄によって隣接する神経からの電気的信号が流入し，痛みが発生する．脱髄によって信号の流れに異常が起き，自然発火によって何の刺激がなくても痛みが生じる．すなわち，通常痛みを感じないような皮膚を触るだけの刺激で激しい痛みを感じる**アロディニア**を生じる場合がある．一方，痛みの慢性化によってごく軽い痛み刺激でも強い痛みと感じる場合を**痛覚過敏**という．

脊髄や脳の神経が損傷した場合，自然に修復されることはない．脊髄が断裂した場所によって感覚や運動機能の障害が残る．一方，末梢神経は，神経線維が切れても細胞体が生存していれば修復は可能である．

3 幻肢痛は神経障害性疼痛のひとつである

外傷等によって四肢を切断した後，失った部分が存在していると感じる異常な感覚 (**幻肢**) を伴う場合がある．その部分に痛みがあることを**幻肢痛**という．幻肢痛の発症頻度は50〜80%であり，大部分の患者では数年を経ても幻肢痛を伴う場合がある．幻肢痛は神経障害性疼痛のひとつであり，薬物治療に対する効果が乏しい．

(宮崎雅之・野田幸裕)

神経障害性疼痛

①神経障害性疼痛の分類

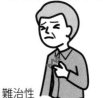

ビリビリとした痛み，
針で刺されるような痛み

難治性

分類	原因
中枢性	脳卒中，脊髄損傷
末梢性	帯状疱疹や糖尿病の合併症，椎間板ヘルニア，脊柱管狭窄症，がんの浸潤・転移，抗がん剤の副作用，幻肢痛

②脱髄

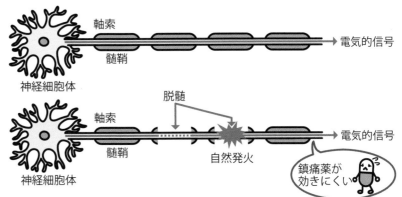

①電気的信号がスムーズに伝わらない
②自然発火が起こり，刺激のないところで痛みが発生

鎮痛薬が効きにくい

脱髄では，神経細胞の軸索を取り巻く髄鞘には障害が生じるが，軸索は保たれている．脱髄が起きた神経では，情報がスムーズに伝わらなくなるため，痛み等のさまざまな症状が発現する．

コラム 鎮痛剤の段階（三段階除痛ラダー）

　鎮痛剤（痛み止め：抗炎症性解熱鎮痛剤）には，痛みを抑える他にも炎症を抑える作用がある．また，体温調節中枢（視床下部）に働きかけて体温のセットポイントを下げる解熱作用もある（☞ **LECTURE 13-4**）．したがって，痛みがなくなったからといって勝手に服用・使用をやめることなく医師の指示に従う必要がある．

　がん疼痛には，第一段階（軽度）では非オピオイド鎮痛薬（NSAIDs等），第二段階（軽度〜中等度）では弱オピオイド鎮痛薬（コデイン，トラマドール，少量のオキシコドン等）と非オピオイド鎮痛薬および鎮痛補助薬（抗てんかん薬，三環系抗うつ薬，抗不安薬等），第三段階（中等度〜高度）では強オピオイド鎮痛薬（モルヒネ，オキシコドン，フェンタニル）と非オピオイド鎮痛薬および鎮痛補助薬を用いる三段階除痛ラダー（WHO）に従う．　　　　　　　　　　　　　　　　　　（藤井浩美）

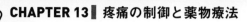

LECTURE 13-4 鎮痛に用いられる薬物

POINT

痛みの種類によって用いる薬物は異なるが，主にNSAIDs，アセトアミノフェン，オピオイド鎮痛薬や鎮痛補助薬が用いられる（表）．

1 一般的な痛みにはNSAIDsやアセトアミノフェンが用いられる

非ステロイド性抗炎症薬（Non-Steroidal Anti-Inflammatory Drugs：NSAIDs エヌセイズ）は，一般的な炎症による痛みや侵害受容性疼痛，筋や腹膜等の機械的圧迫・伸展による痛みに対して効果を示す．主な副作用として，**胃腸障害**，**腎機能障害**や血小板・心血管系障害等が挙げられる（☞ LECTURE 9-4）．

アセトアミノフェンはNSAIDsのような抗炎症作用はほとんどないが，安全性の高い**解熱鎮痛薬**である．通常の投与量において副作用は発現しにくく，NSAIDsのような胃腸障害や腎障害等の副作用は極めて少ない．そのため胃潰瘍や腎機能障害がある患者でも使用しやすい．重篤な副作用として，過剰投与による**肝障害**がある．

2 オピオイド鎮痛薬は強力な鎮痛作用を有する

オピオイド鎮痛薬は，脳や脊髄に存在する**オピオイドμ受容体**に結合し，**上行性痛覚神経の情報伝達を抑制**することに加え，ノルアドレナリンやセロトニン作動性神経系からなる**下行性抑制系を賦活化**することにより鎮痛作用を発揮する．

オピオイド鎮痛薬は，コデイン，ペンタゾシン，トラマドール等の**弱オピオイド**と，モルヒネ，オキシコドン，ヒドロモルフォン，フェンタニル等の**強オピオイド**に分類される．強オピオイドは**麻薬性鎮痛薬**（医療用麻薬）として扱われる．麻薬性鎮痛薬は不適切に用いると依存や中毒を引き起こす可能性がある．一般的には医療者の管理下で適正に管理・使用すれば，依存や中毒は惹起されない．しかし，慢性疼痛患者におけるオピオイド鎮痛薬は適応症を判断し，慎重に使用する必要がある．鎮痛薬の中でもモルヒネ等のオピオイド鎮痛薬は基本的に決められた時間ごとに服用（**定時投与**）することで，効果を一定に保つ．

オピオイド鎮痛薬の3大副作用として，**悪心・嘔吐**，**便秘**，および**眠気**がある．悪心・嘔吐はオピオイド鎮痛薬の投与初期に認められ，鎮痛作用が発現する必要量の約1/10で発現し，悪心は服用患者の約40％に，嘔吐は15～25％に発現する．しかし，それらの症状に対して数日で耐性が生じて軽減される場合が多い．一方，便秘はオピオイド鎮痛薬の投与中は耐性が形成されず，その発現程度はオピオイド鎮痛薬の投与量に相関する．オピオイド鎮痛薬の投与開始時より，予防的に緩下薬を投与し，適宜増減しながら継続投与することが推奨されている．眠気は投与開始後～数日間に認められる場合が多いが，多くは3～5日間で消失する．高齢者，適量投与の患者や全身状態が悪化している患者では，転倒・転落に注意する必要がある．

鎮痛薬と鎮痛補助薬

分 類	一般名		主な副作用	備 考
非オピオイド鎮痛薬	ロキソプロフェン	非ステロイド性抗炎症薬(NSAIDs)	胃腸障害, 腎障害, 血小板・心血管系障害	市販薬がある
	ジクロフェナク			坐剤がある
	アセトアミノフェン	解熱鎮痛薬	肝機能障害	内服, 坐剤, 注射剤がある
オピオイド鎮痛薬	トラマドール	弱オピオイド	嘔気, 便秘, 眠気, せん妄, かゆみ, 排尿障害	依存性低く, 麻薬指定ではない
	モルヒネ	強オピオイド		麻薬性鎮痛薬の古典的薬剤 内服, 坐剤, 注射剤がある
	オキシコドン ヒドロモルフォン			がん疼痛に適応を有する麻薬性鎮痛薬
	フェンタニル			便秘の少ない麻薬性鎮痛薬 貼付剤, 注射剤がある
	メサドン		呼吸抑制, 不整脈 幻覚, せん妄	難治性神経障害性疼痛に有効 NMDA受容体拮抗作用を併せもつ麻薬性鎮痛薬
鎮痛補助薬	プレガバリン ミロガバリン	カルシウムチャネルα₂δリガンド	眠気, 浮動性めまい, 下肢浮腫	神経障害性疼痛に適応を有する
	ガバペンチン	抗てんかん薬	眠気, めまい	薬物相互作用の影響を受けにくい 腎機能低下により排泄が遅延される
	デュロキセチン	抗うつ薬	嘔気, 眠気, 便秘, 口渇	神経障害性疼痛に適応を有する 効果発現に時間を要する
	アミトリプチリン		便秘, 口渇, 性機能障害, 体重増加	古典的な抗うつ薬 抗コリン作用による副作用あり
	デキサメタゾン	ステロイド性抗炎症薬	血糖上昇, 胃腸障害, 不眠, せん妄	脳浮腫, 神経圧迫等の疼痛に有効 長期使用による副作用リスクがある
	ゾレドロン酸	ビスフォスフォネート	低カルシウム血症, 顎骨壊死	骨転移痛に有効 骨粗鬆症でも使用される
	デノスマブ	RANKL阻害薬		

RANKL:receptor activator of NF-κB ligand.　　　　適応症, 用法, 用量は各薬剤の添付文書を参照すること.

3 ┃ 神経障害性疼痛では鎮痛補助薬を検討する

　がん疼痛の患者の約80%は, オピオイド鎮痛薬による薬物療法により除痛が可能であるとされている. しかし, 約20%の患者では, **神経障害性疼痛**をはじめ, オピオイド鎮痛薬に抵抗性を示す痛みがあり, 除痛が十分できない症例がある. その治療法には**鎮痛補助薬**が使用される. 鎮痛補助薬とは, **主たる薬理作用には鎮痛作用を有していないが**, NSAIDsやオピオイド鎮痛薬と併用することにより鎮痛効果を高め, **特定の条件下で鎮痛効果を示す薬物**と定義されている.

　鎮痛補助薬には, カルシウムチャネルα₂δリガンドのプレガバリンとミロガバリン, ガバペンチン (抗てんかん薬), 三環系抗うつ薬のアミトリプチリン等があり, 第一選択薬として使用される[2]. その他, ステロイド性抗炎症薬, ビスフォスフォネート, RANKL (receptor activator of NF-κB ligand) 阻害薬等がある.

(宮崎雅之・野田幸裕)

LECTURE
14-1

代謝性疾患治療薬とその有害作用

POINT

代謝性疾患治療薬の有害作用は，低血糖，肝障害，横紋筋融解症等，症状として発見しやすく，それに気づくことが重要である．

1 糖尿病治療薬の有害作用 (図①)

　糖尿病治療薬は血糖値を下げ，健康な人と変わらないQOLを維持することが目標であり，その効果でもあるが，薬が効きすぎることによる低血糖に注意が必要である．特に，インスリン，スルホニル尿素薬使用者の**低血糖**リスクが高い．低血糖の誘因としては，①インスリンや経口血糖降下薬の種類や量の誤り，②食事の遅れや，食事量または炭水化物の摂取が少ない場合，③長時間身体活動，④強い運動あるいは長時間運動した日の夜間および翌日の早朝，⑤飲酒等が挙げられる．

　また，いずれの糖尿病治療薬においても**肝障害**の報告があり，定期的な肝機能検査 (AST，ALT，ALP) や黄疸等の症状の確認が必要であるが，重篤化する例はあまりない．

　他に，チアゾリジン薬により循環血漿量が増加することによる**浮腫**，水分貯留による**心不全**，α-グルコシダーゼ阻害薬の腹部膨満，下痢，腸閉塞，放屁等の**消化器症状**，ビグアナイド薬の**乳酸アシドーシス**[1]，GLP-1受容体作動薬やイメグリミンの便秘，悪心，下痢，胃不快感等軽度〜中等度の**胃腸障害**，SGLT2阻害薬の**尿路感染**および**性器感染**や利尿作用による**脱水**等がある．

※1　著しい代謝性アシドーシスを起こして昏睡に陥る予後不良の疾患．

2 脂質異常症治療薬の有害作用 (図②)

　脂質異常症治療薬は一般に有害作用は少なく，安全性の高い薬剤であるが，最も注意すべき有害作用として**横紋筋融解症**がある．特に，HMG-CoA還元酵素阻害剤 (スタチン系薬剤)，フィブラート系薬剤服用中の患者に注意が必要である．横紋筋融解症とは，骨格筋の変性，壊死により筋肉内酵素であるCPK，AST，LDHや筋肉構造蛋白であるミオグロビンが血液中に流出し，症状としては筋肉痛，四肢の脱力，しびれ等を伴う病態である．尿中へのミオグロビンの排泄が多くなると尿が赤褐色となり，腎臓にミオグロビンが詰まることによる急性腎不全が誘発されるため注意を要する．

　他に，異化排泄剤の心電図上におけるQT延長，陰イオン交換樹脂の消化器症状，小腸コレステロールトランスポーター阻害薬の胃腸症状，ニコチン酸製剤の末梢血管拡張による顔面紅潮，ω3脂肪酸製剤の出血傾向等がある．

3 高尿酸血症治療薬の有害作用 (図③)

　高尿酸血症治療薬は大きく尿酸排泄促進薬，尿酸生成抑制薬に分けられ，ともに有害作用は少ない．注意すべき有害作用として，**劇症肝炎**[2]等の重篤な肝障害の発現報告がある．特に，尿酸排泄促進薬であるベンズブロマロン服用中の患者に定期的な肝機能の観察を行う．他に，**尿路結石**や**胃腸障害**に注意する．

※2　最も重い急性肝炎で，肝不全となって昏睡に陥り，死亡例が多い．

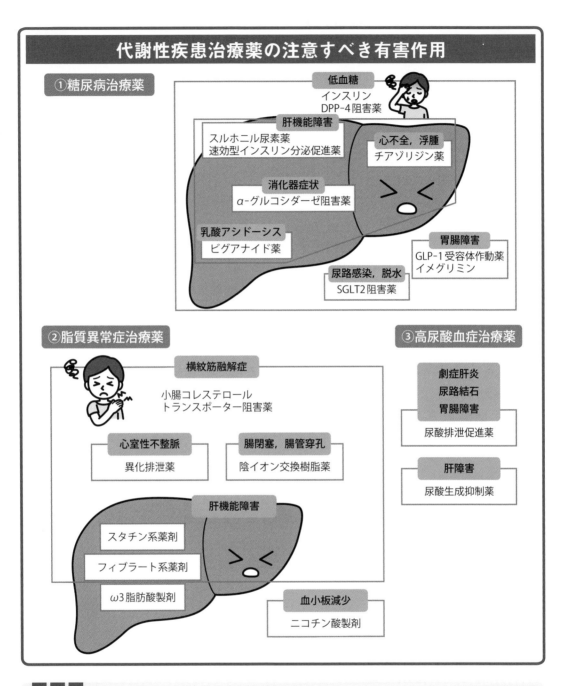

代謝性疾患治療薬の注意すべき有害作用

①糖尿病治療薬

低血糖
インスリン
DPP-4阻害薬

肝機能障害
スルホニル尿素薬
速効型インスリン分泌促進薬

心不全，浮腫
チアゾリジン薬

消化器症状
α-グルコシダーゼ阻害薬

乳酸アシドーシス
ビグアナイド薬

胃腸障害
GLP-1受容体作動薬
イメグリミン

尿路感染，脱水
SGLT2阻害薬

②脂質異常症治療薬

横紋筋融解症
小腸コレステロール
トランスポーター阻害薬

心室性不整脈
異化排泄薬

腸閉塞，腸管穿孔
陰イオン交換樹脂薬

肝機能障害
スタチン系薬剤
フィブラート系薬剤
ω3脂肪酸製剤

血小板減少
ニコチン酸製剤

③高尿酸血症治療薬

劇症肝炎
尿路結石
胃腸障害
尿酸排泄促進薬

肝障害
尿酸生成抑制薬

コラム リハビリテーション時の注意点（糖尿病治療薬を服用している患者）

　糖尿病に効果的なリハビリテーションは，有酸素運動と筋肉トレーニングである．運動には筋収縮を伴うことから血糖を低下させる作用があるため，糖尿病治療薬服用中の場合，運動によって低血糖を引き起こす可能性が高くなる．リハビリテーション実施前に糖尿病治療薬服用中か，低血糖既往があるかを確認し，既往がある場合は低血糖時に同様の症状が出やすいため低血糖症状を聴取しておく．血糖値が低くなる時間帯にリハビリテーション等運動療法を実施しないことも重要である．運動療法中に突然低血糖が生じた場合の対応について，ブドウ糖の準備や他職種連携等の緊急事態に即座に対応する準備を心掛けておく．

（佐々木英久）

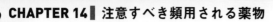

LECTURE
14 − 2

血液凝固抑制薬とその有害作用

POINT

血液凝固抑制薬の有害作用として，薬が効きすぎることによる出血に最大の注意を行う．

血液を固まりにくくする薬は，2種類に分けられる.

1つは，血流が悪くなると血液中のフィブリノーゲンがフィブリンに変化して血液が固まることにより血栓をつくりやすくなる．このフィブリンの生成を防ぐのがワルファリン等の**抗凝固薬**であり，**静脈血栓塞栓症**に用いられる.

もう1つは，血管が老化してくると血管の内壁にコレステロール等が溜まり，プラークという膜のようなものができ，そのプラークが破けると血小板が集まって固まり（血小板血栓）をつくる．この血小板を集まりにくくするのがアスピリン等の**抗血小板薬**であり，動脈硬化等の**動脈血栓予防**に用いられる.

1 抗凝固薬の有害作用

抗凝固薬の効果により血液は固まりにくくなるが，その効果が強すぎることによる**出血傾向**には十分な注意が必要である．重篤な出血の場合には，致命的になることもある．内出血によるあざや歯肉出血，鼻出血，血尿，目の充血等を観察する.

手術時には，出血を増強するおそれがあるため休薬する必要があり，各薬剤により休薬期間が異なるので注意する（図）.

他に，**肝機能障害**があり，定期的な肝機能検査（AST，ALT，ALP）や黄疸等の症状の確認が必要である．また，ワルファリンは，納豆やクロレラ食品，ほうれん草，ブロッコリー等ビタミンKを含む食品の摂取により作用が低下するおそれがあるため，なるべく摂取しないよう指導する.

2 抗血小板薬の有害作用

抗凝固薬と同様に，**出血傾向**，**肝機能障害**には十分な注意が必要である．手術時の休薬も同様であり，各薬剤により休薬期間が異なるので注意する（図）．ただし，血小板機能の抑制作用が求められる場合を除く.

他に，アスピリンでは**喘息発作**や**胃腸障害**が発生する．また，チクロピジン・クロピドグレル・プラスグレルでは**血栓性血小板減少性紫斑病**[1]や**無顆粒球症**[2]，**重篤な肝障害**等の重大な副作用が主に投与開始後2か月以内に発現し，死亡に至る例も報告されている．よって，これらの薬剤の投与開始2か月間は2週に1回，血球算定，肝機能検査を行うことになっている.

[1] 紫斑病は，出血斑（紫斑）を呈する症状の総称.
[2] 血液中の好中球が極端に減少し，細菌への抵抗力が弱くなった状態.

主な抗血小板作用を有する薬剤の手術時における休薬期間

①血液凝固抑制剤と有害作用

	目的	有害作用
抗凝固薬	静脈血栓塞栓症の発症予防	出血傾向，肝機能障害
抗血小板薬	動脈硬化等の動脈血栓の予防	出血傾向，肝機能障害 アスピリンでは喘息発作，胃腸障害 チクロピジン・クロピドグレル・プラスグレル では血栓性血小板減少性紫斑病，無顆粒球症，重篤な肝障害

②抗血小板作用を有する主な薬剤の手術前休薬期間

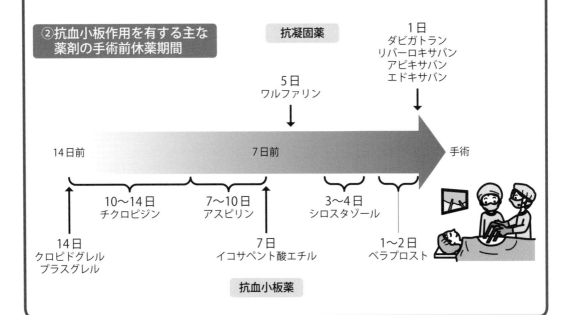

抗凝固薬

1日
ダビガトラン
リバーロキサバン
アピキサバン
エドキサバン

5日
ワルファリン

14日前　　　　　　7前　　　　　　手術

10～14日
チクロピジン

7～10日
アスピリン

3～4日
シロスタゾール

14日
クロピドグレル
プラスグレル

7日
イコサペント酸エチル

1～2日
ベラプロスト

抗血小板薬

コ ラ ム リハビリテーション時の注意点（抗凝固薬を服用している患者）

　抗凝固薬服用中の場合，血液の流れがよくなることにより，ちょっとした打ち身や，手足等を握ったり押したりするだけで内出血を起こしやすいため，体動時や介助時等には気をつける必要がある．特に，高齢者では血管が弱く，ちょっとした怪我でもジワジワと出血することがあり，生命に危険を及ぼすこともある．万が一内出血ができた場合は，最初の処置が大切である．内出血部を動かさないよう安静にし，冷やす，圧迫する，心臓より内出血部を高くする等，程度によって医療機関への受診を勧める．

（佐々木英久）

CHAPTER 14 注意すべき頻用される薬物

LECTURE 14-3 眠りの機序と催眠薬

POINT
睡眠は，睡眠欲求と覚醒力のバランスで成り立っている．睡眠障害のタイプにより，使用する催眠薬が異なる．

---

1 眠りの機序 (図①)

ヒトは毎日ほぼ同じ時刻に眠り，同じ時刻に目が覚める．このような規則正しい睡眠は大きく2つの機序 (睡眠欲求と覚醒力) で成り立っている．

第一の機序は，覚醒中の疲労蓄積による**睡眠欲求**であり，睡眠欲求は目覚めている時間が長いほど強くなる．徹夜等で長時間覚醒していると，普段寝つきにくい人でもすぐに入眠し，深い眠りが出現する．眠りに入ると睡眠欲求は急速に減少し，徐々に睡眠欲求は消失して覚醒する．

第二の機序は，**覚醒力**であり，1日の決まった時刻に増大し，睡眠欲求より勝って目覚める．

眠りの機序としては，熱拡散による脳の温度低下と就寝1〜2時間前の**メラトニン**[※1]分泌により眠気が増し，深い睡眠に至る．その後，産熱により脳温上昇と**副腎皮質ホルモン**[※2]分泌により，覚醒する．

また，睡眠にはサイクルがあり，入眠時は身体を休める**レム睡眠**[※3]が現れ，続いて大脳を休める**ノンレム睡眠**[※4]が現れる．約90分の周期でレム睡眠，ノンレム睡眠が交互に現れ，就寝後，一晩に4〜5回のレム睡眠が現れ，最後に覚醒し起床する．

※1 脳の松果体から分泌される睡眠を促すホルモン．
※2 副腎皮質から分泌され覚醒作用をもつホルモン．
※3 身体は眠っているが，脳は覚醒している状態．入眠直後はレム睡眠を経ずにノンレム睡眠に移行する．
※4 脳が休息して身体が覚醒している状態．

2 睡眠障害

睡眠障害は，①**不眠症** (眠れないことで日常生活に支障が出る)，②**睡眠関連呼吸障害** (眠っている間に呼吸に異常が出る)，③**睡眠関連運動障害** (眠っている間やその前後で体の一部が勝手に動いてしまう)，④**概日リズム睡眠–覚醒障害** (体内時計の働きがうまくいかなくなることで望ましいタイミングで眠ったり起きたりできなくなる状態．代表的なものとして，寝入る時間が望ましい時間よりも遅くなり，起きる時間がそれに伴い遅くなることで，起床困難や日中に過度の眠気を生じ，社会生活が著しく障害される**睡眠相後退症候群**がある)，⑤**中枢性過眠症** (夜間に十分に眠ったにもかかわらず昼間に眠くなり居眠りをしてしまう)，⑥**睡眠時付随症** (眠っているのにもかかわらず異常な行動をする) の大きく6つの種類に分けられる．

3 催眠薬 (図②)

現在，日本人は，夜きちんと眠ることができない**不眠症**で悩んでいる方が多い．この不眠症を治療するには，多くの場合に**催眠薬**が処方される．催眠薬というと依存性や副作用等について不安に

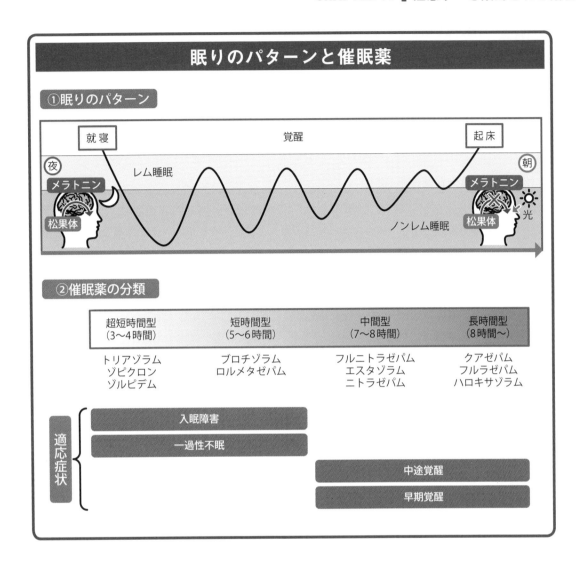

眠りのパターンと催眠薬

①眠りのパターン

②催眠薬の分類

超短時間型 (3〜4時間)	短時間型 (5〜6時間)	中間型 (7〜8時間)	長時間型 (8時間〜)
トリアゾラム ゾピクロン ゾルピデム	ブロチゾラム ロルメタゼパム	フルニトラゼパム エスタゾラム ニトラゼパム	クアゼパム フルラゼパム ハロキサゾラム

適応症状

入眠障害

一過性不眠

中途覚醒

早期覚醒

思っている方が多く，その不信感から医師の指示どおりに服用しない結果，さらに副作用を助長することがある．現在の催眠薬は新薬の開発により副作用が軽減され，安全性は高まっている．

　催眠薬は，ベンゾジアゼピン系薬剤，非ベンゾジアゼピン系薬剤が頻用され，睡眠をつかさどる中枢神経，特に大脳皮質や脳幹網様体賦活系を抑制し，睡眠導入する．催眠薬は，睡眠効果の長さや睡眠導入までの時間によって，超短時間（3〜4時間の効果），短時間（5〜6時間の効果），中間（7〜8時間の効果），長時間（8時間以上の効果）の4つの型に分類される．

　入眠障害や一過性不眠の場合，薬の消失半減期が短く10〜15分で効果が発現する超短時間型や短時間型の催眠薬を用いる．中途覚醒や早期覚醒（いわゆる睡眠維持障害型）の場合，薬の消失半減期の長い中間型や長時間型の催眠薬を用いる．

(佐々木英久)

LECTURE
14-4

催眠薬の有害作用

POINT
**催眠薬は以前と比べ安全性が高まっているが，誤った使い方をすると事故に
つながりやすい．**

1 催眠薬の重大な副作用（図①）

　現在の催眠薬は，安全性が高まっているとはいえ副作用が全くないわけではない．催眠薬使用に
より大きな事故等を起こさないよう，起こり得る重大な副作用を把握し，その注意喚起が必要であ
る．

　催眠薬の重大な副作用として，**薬物依存**，**精神症状**（刺激興奮，錯乱，攻撃性，夢遊症状，幻覚，
妄想，激越等），**呼吸抑制**[※1]，**一過性前向性健忘**[※2]，**もうろう状態**，**肝機能障害**，**ショック**等があ
る．いずれも催眠薬の投与を中止し，適切な処置を行うことになるが，催眠薬の急激な減量や投与
の中止により，痙攣発作，せん妄[※3]，振戦，不眠，不安，幻覚，妄想等の離脱症状が現れること
があるので，投与を中止する場合には徐々に減量する等慎重に行う．

　特に，超短時間型の催眠薬（トリアゾラム，ゾピクロン，ゾルピデム）の警告にもなっているが，
もうろう状態，睡眠随伴症状（夢遊症状等）が現れやすい．また，入眠までの，あるいは中途覚醒
時の出来事を記憶していないことがあるので注意する．

　催眠薬の連用により過量投与にならなくても薬物依存を生じることがあるので，観察を十分に行
い，用量および使用期間に注意し慎重に投与する[※4]．

　睡眠薬は，ベンゾジアゼピン系，非ベンゾジアゼピン系薬剤が長年汎用されていたが，近年，オ
レキシン受容体拮抗薬（スボレキサント．レンボレキサント）やメラトニン受容体作用薬（ラメルテ
オン）が登場した．ベンゾジアゼピンのような薬物依存や奇異反応はみられなくなり，ふらつきや
記憶障害などの副作用も少なくなっている．

※1　呼吸機能が高度に低下している患者に起きやすい．
※2　中途覚醒時の出来事を覚えていない状態．
※3　軽度から中等度の意識障害に，幻覚や運動不安が加わった精神状態．
※4　近年では，薬物依存を生じない，新しい機序の催眠薬も用いられている．

2 催眠薬の代表的な有害作用（図②，③）

　重大な副作用と重複するものがあるが，超短時間型や短時間型の催眠薬で，薬の効果が早めに切
れてしまう**早期覚醒**や記憶障害である**前向性健忘**，中間型や長時間型の催眠薬で，眠気が残る**もち
越し効果**やふらつきや転倒の原因となる**筋弛緩作用**が起きやすい．

　前向性健忘は，薬を多く服用してしまった場合やアルコールと一緒に飲んでしまった場合にも起
こりやすい．

　筋弛緩作用は，特に高齢者の場合，転倒によって骨折してしまうおそれがあるので，より注意が
必要である．

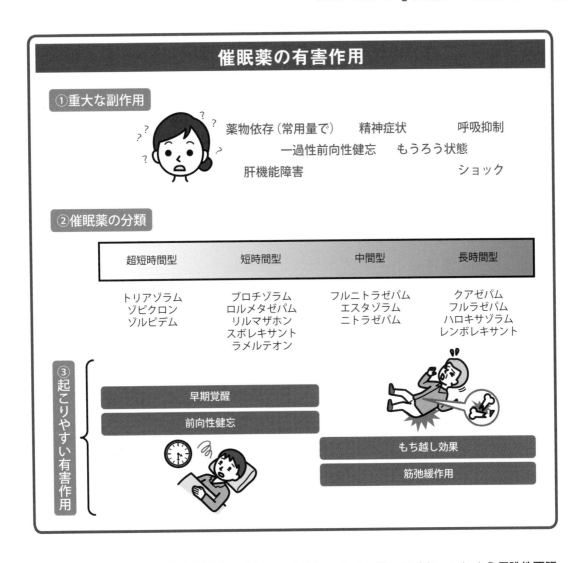

① 重大な副作用

薬物依存（常用量で）　　精神症状　　　　呼吸抑制
　　　　　一過性前向性健忘　　もうろう状態
　　肝機能障害　　　　　　　　　　　　　ショック

② 催眠薬の分類

超短時間型	短時間型	中間型	長時間型
トリアゾラム ゾピクロン ゾルピデム	ブロチゾラム ロルメタゼパム リルマザホン スボレキサント ラメルテオン	フルニトラゼパム エスタゾラム ニトラゼパム	クアゼパム フルラゼパム ハロキサゾラム レンボレキサント

③ 起こりやすい有害作用

早期覚醒

前向性健忘

もち越し効果

筋弛緩作用

その他に，長期間催眠薬を服用中，突然服用をやめると急に眠れなくなってしまう**反跳性不眠**や，催眠薬を服用したのにかえって不安や緊張が高まり，興奮したり上機嫌になって抑制を欠いた行動をとってしまう**奇異反応**が稀に現れることがある．奇異反応は催眠薬を服用したのに無理をして起きていた場合，催眠薬を多く服用した場合，アルコールと併用した場合等に起きやすい．

コラム リハビリテーション時の注意点（催眠薬を服用している患者）

　催眠薬服用中の場合，特に午前中に眠気が残る「もち越し効果」によって普段より作業や会話が遅くなることを考慮に入れ，評価や対応をする必要がある．

　また，服用していない方に比べて，横になっている状態から起き上がったとき，めまいやふらつきが起こりやすいため，介助しつつゆっくりと立ち上がるように注意が必要である．特に，高齢者の方への介助が転倒防止に重要となる．

（佐々木英久）

LECTURE 2-1 人体の成り立ち (p18)

★ 人体の最小単位	細胞
専門化した機能をもつ細胞集団	組織
複数の組織が集まって形成されるもの	器官・臓器
組織や器官をまとまって活動させるために生体内に備わる防御システム（3つの系）	自律神経系，内分泌系，免疫系
細胞機能を調節する働きをもつ物質	生理活性物質
細胞に存在する，生理活性物質を認識し結合する機能分子	受容体

LECTURE 2-2 生体のホメオスタシスと病気 (p20)

★ 生物の内部環境を一定に保つこと	ホメオスタシス（恒常性）
内部環境に変化が生じると稼働される3つの系	自律神経系・内分泌系・免疫系
ホメオスタシスが破綻するとどうなるか	病気になる
ホメオスタシスが破綻した場合に内部環境の変化を修正するために必要なもの	薬

LECTURE 2-3 薬による疾患治療の本質 (p22)

★ 生体内に投与された薬物は何に結合するか	機能分子（標的）
機能分子（標的）とは具体的に何か	受容体・酵素等
薬物が機能分子（標的）と結合することにより生じること	生理活性物質の増減，細胞機能の変化
薬物が内部環境のずれを元に戻すことで維持されるもの	ホメオスタシス
現在使用されている医薬品の多くが目的としていること	症状の改善
薬の作用のうち治療目的外のすべての作用	副作用

LECTURE 2-4 薬と食物（栄養素）・毒の違い (p24)

★ 化学物質のうち疾患治療に必要なもの	薬
化学物質のうち生存に必要なもの	栄養素
化学物質のうち生存に不要で有害なもの	毒
薬を過剰摂取すると発現する作用	有害作用
★ 栄養素を過剰摂取すると発現する症状（例）	水中毒，食塩中毒，糖尿病等

※要点checkはCHAPTER 2～14に対応しています.

LECTURE 3-1 **天然由来の薬なら安全か?** (p26)

植物，鉱物，微生物等からつくられる薬	天然由来の薬
青カビから発見された抗生物質の成分	ペニシリン
サリチル酸と無水酢酸から合成した抗炎症薬	アセチルサリチル酸（アスピリン）
インスリン補充療法に用いるインスリン作製法	遺伝子組み換え技術
★ 天然由来の薬と化学合成された薬は，生体に作用するうえで違いがあるか	ない

LECTURE 3-2 **薬と「標的」との結合** (p28)

★ 最も重要な薬の標的	受容体
身体に作用し，種々の生体反応を引き起こす化学物質の総称	生理活性物質
受容体と結合するときに生理活性物質と同じように作用する薬	アゴニスト（作動薬，刺激薬）
生理活性物質が受容体と結合するのを妨げる薬	アンタゴニスト（遮断薬，拮抗薬，ブロッカー）
★ 受容体の種類（2つ）	
①細胞膜に存在する受容体	細胞膜受容体
②細胞内（核内）に存在する受容体	核内受容体
薬が核内受容体に結合すると働く蛋白質	転写因子（遺伝子の転写を制御する蛋白質）

LECTURE 3-3 **ほとんどの薬は人間にとっては「異物」である** (p30)

★ 薬を代謝する臓器	肝臓
★ 薬を排泄する臓器	腎臓
肝臓において薬（異物）を代謝する酵素	シトクロム P450（CYP）
★★ 腎臓において薬を排泄する仕組み	老廃物（薬）を含んだ血液をろ過して原尿をつくり，必要ないものを尿として体外に排泄する

LECTURE 3-4 **病気そのものを治す薬は限られている** (p32)

★ 薬の使用目的ごとの分類（4つ）	原因療法薬，対症療法薬，補充療法薬，予防薬
原因療法薬の例	抗生物質
対症療法薬の例	風邪薬
補充療法薬の例	インスリン
★★ 予防薬の例	インフルエンザワクチン，B型肝炎ワクチン

LECTURE 4-1 生理活性物質と薬の作用① 神経伝達物質 (p34)

★ 蛋白質の機能を変化させることで生体の生命活動および生理機能の調節に深く関与している重要な生体内物質	生理活性物質
主な生理活性物質 (4つ)	
★★ ①標的の細胞に情報を伝える，シナプスで分泌される物質	神経伝達物質
②内分泌器官でつくられ，標的細胞に伝えられる物質	ホルモン
③生体内の局所で産生され，近傍の標的細胞に作用する物質	オータコイド
④免疫反応時にリンパ球やマクロファージ等の細胞から分泌される物質	サイトカイン
★★ 神経筋接合部で作用する神経伝達物質	アセチルコリン

LECTURE 4-2 生理活性物質と薬の作用② ホルモン・オータコイド・サイトカイン (p36)

身体の成長を促すホルモン	成長ホルモン
新陳代謝を促すホルモン	甲状腺ホルモン
炎症やアレルギー反応に関与するオータコイド	ヒスタミン
痛みや発熱を引き起こすオータコイド	プロスタグランジン
免疫反応を調節するサイトカイン	インターロイキン
抗ウイルス作用をもつサイトカイン	インターフェロン

LECTURE 4-3 同じ薬でも異なる呼び名がある (p38)

★ 薬の呼び名 (3種類)	
①化学式をそのまま示した長い名前	化学名
②化学名に基づいた名前で，化学名よりも簡単に示した名前	一般名
③製薬会社が独自につけた名前	商品名
化学名は各国独自か世界共通か	世界共通

LECTURE 4-4 薬局で買える薬・買えない薬 (p40)

★ 医師の処方箋が必要で，薬局でのみ購入できる薬	医療用医薬品
★ ドラッグストア等の薬店で購入できる薬	一般用医薬品
一般用医薬品にはどんな別名があるか	OTC薬品 (over the counter)
医療用医薬品から一般用医薬品に切り替えられた医薬品	スイッチOTC医薬品
一般用医薬品で，薬剤師からしか購入できないのは第何類か	第1類

LECTURE 5-1 薬物の標的となる生体内機能分子 (p42)

薬の主な標的分子	生体内機能分子
主な生体内機能分子 (4つ)	受容体，酵素，イオンチャネル，輸送体
★ 生理活性物質や薬物が結合する，細胞膜または細胞質の特定の部位	受容体
受容体に結合し，生理活性物質と同様の働きを示す薬物	作動薬 (アゴニスト)
受容体に結合し，生理活性物質等の受容体への結合を阻害する薬物	拮抗薬 (アンタゴニスト) または遮断薬 (ブロッカー)

LECTURE 5-2 薬物の用量と作用の関係 (p44)

★ 最小有効量から最大有効量までの範囲の量	有効量
最大有効量を超えて死亡するケースが出てくる量	致死量
50%有効量を50%致死量で割った値	治療係数
治療係数は何を示す指標か	薬物の安全性
成人用量から，投与する小児の年齢を用いて小児用量を算出する式の名称	アウグスベルガーの式

LECTURE 5-3 薬物の作用と副作用 (p46)

どのように判断された場合に薬による病気の治療を行うか	薬による危険性 (不利益な面) が病気による害悪を下回り，有益性があると判断された場合
★ 薬理作用のうち，治療に利用する作用	主作用
★ 薬理作用のうち，治療に利用する以外の作用	副作用

LECTURE 5-4 薬物の副作用と有害反応 (p48)

薬物投与で現れる患者にとって好ましくない反応	有害反応
薬物誘発性アレルギー反応の発現率	2〜25%
薬物誘発性アレルギー反応のうち，即時型アレルギー反応で進行が速く，血圧低下や呼吸困難から死に至ることもある症状	アナフィラキシーショック
アナフィラキシーショックは薬物服用後何時間以内に起こるか	2時間以内
薬物によって尿細管の壊死や腎血流量低下をきたす疾患	薬剤性腎障害
胎児の構造奇形を引き起こす薬物の特性	催奇形性

LECTURE 6-1 薬物の血中濃度 (p50)

生体に投与された薬物がたどる過程 (4つ)	吸収，分布，代謝，排泄 (ADME)
★ 血液に溶けている薬物の濃度	血中薬物濃度
生体反応としての薬効が現れ始める濃度	最小有効濃度
「毎食後」「就寝前」等服用時点を指示するもの	用法
薬物の血中濃度を測定・解析して，患者ごとに適した投与量や投与間隔を設計する方法	治療薬物モニタリング

LECTURE 6-2 薬物の吸収と分布 (p52)

★ 薬物が投与されてから循環血液中へ移行するまでの過程	吸収
薬物が濃度の高い消化管内から濃度の低い組織へ移動する現象	受動拡散
★ 薬物を含む血液が全身循環に到達する前に門脈を経て通過する臓器	肝臓
消化管から吸収された薬物が肝臓で代謝を受ける過程	初回通過効果
投与された薬物が生体内 (全身循環) に取り込まれる割合	生物学的利用率
★ 吸収された薬物が血中から生体内の各組織へ移行する過程	分布

LECTURE 6-3 薬物の代謝 (p54)

★ 肝臓や消化管で薬物が分解され，生体内に存在する他の物質と結合する等して構造が変化する過程	代謝
肝臓における薬物の代謝で，第1相反応を行う酵素群	シトクロム P450 (CYP)
薬の副作用・毒性の軽減，体内動態改善等を目的に，あえて代謝により活性化されるように設計された薬	プロドラッグ

LECTURE 6-4 薬物の排泄 (p56)

★ 薬物が主に尿や糞便とともに体外に排出される過程	排泄
腎臓から尿中への薬物の排泄機構 (3つ)	
①血中の薬物が腎臓の糸球体で水とともにろ過されて原尿となり，尿細管に送られる機構	糸球体ろ過
②薬物が血中から尿細管上皮細胞のトランスポーターを介して原尿中に移行する機構	尿細管分泌
③薬物が尿細管上皮細胞のトランスポーターを介して原尿中から再び血液中に戻る機構	尿細管再吸収
胆汁中に排泄された薬物の一部が消化管から再吸収され作用する機構	腸肝循環

LECTURE 7-1 **薬が効きすぎる人・効きにくい人** (p58)

身体の中の薬の動きをみる学問	薬物動態学 (ファーマコキネティクス)
薬の効き方に重要な影響を与えるもの	血中薬物濃度
★ 肝臓での代謝機能・腎臓での排泄機能が低下している人では,薬の効きはどうなるか	薬が効きすぎる
★ 特定の薬物代謝酵素 (シトクロム P450) が欠損している者の呼称	低代謝者

LECTURE 7-2 **薬の作用と加齢の影響** (p60)

★ 加齢による薬物動態の変化	
①吸収	影響はほとんどない
②分布	水溶性薬物の血中濃度が高まりやすく,脂溶性薬物は体内に蓄積しやすくなる
③代謝	薬の代謝が低下し,肝代謝型薬物の血中濃度が高まる
④排泄	薬の排泄が低下し,腎排泄型薬物の血中濃度が高まる
★★ 加齢により有害事象はどう変化するか	増加する
加齢により感受性が低下する薬物の例	β遮断薬
加齢により感受性が増大する薬物の例	ベンゾジアゼピン系薬剤 (記憶障害,せん妄,ふらつき等の危険がある)

LECTURE 7-3 **薬と薬の相互作用** (p62)

★ 2種類以上の薬を併用した場合に,個々の薬ではみられない作用が現れたり,各々の薬の効きめが強くなったり弱くなったりすること	薬と薬の相互作用
吸収過程で吸収が遅延する場合の例	制酸薬は酸性薬物のジゴキシン,ワルファリンカリウムの吸収を遅れさせる
吸収過程で吸収が促進する場合の例	制吐剤のメトクロプラミドは解熱鎮痛剤のアセトアミノフェンの吸収を促進する

LECTURE 7-4 **薬と食物・健康食品の相互作用** (p64)

★★ ワルファリンカリウムの作用を阻害する栄養素	ビタミン K

LECTURE 8-1　剤形（薬のかたち）(p66)

★ 経口投与する主な製剤	錠剤，カプセル剤，散剤，顆粒剤，経口液剤，シロップ剤，経口ゼリー剤
気管支・肺に適用する製剤	吸入剤
直腸に適用する製剤	坐剤
皮膚等に適用する製剤	軟膏剤，クリーム剤，ローション剤，リニメント剤，貼付剤，外用固形剤
生薬製剤	エキス剤，酒精剤，チンキ剤

LECTURE 8-2　薬の投与設計とその狙い (p68)

★ 投与時期の「食前」とは	食事の30分前
★ 投与時期の「食間」とは	食事の約2時間後
★ 投与時期の「食後」とは	食事の30分後
胃酸に分解されないようコーティングした薬物	腸溶性製剤
舌下投与される代表的な薬物	狭心症発作に対する硝酸薬
注射投与のうち最も一般的で，薬効が速やかで血中濃度をコントロールしやすい方法	静脈内投与
注射投与のうち，薬をゆっくり持続的に作用させられる方法	筋肉内投与
経皮パッチ剤の利点	血中薬物濃度のコントロールがしやすい

LECTURE 8-3　リスクマネジメント (p70)

★ 薬の副作用や健康被害の防止に向けて特に安全管理が必要な医薬品	ハイリスク薬
主なハイリスク薬 (10種類)	抗悪性腫瘍剤，免疫抑制剤，抗不整脈剤，抗てんかん剤，血液凝固抑制剤，ジギタリス製剤，テオフィリン製剤，精神神経用薬，糖尿病用剤・膵臓ホルモン剤 (インスリン製剤)，抗HIV剤

LECTURE 8-4　薬物依存と耐性 (p72)

法律で規制されている薬物の例	覚せい剤，麻薬，大麻等
薬物を再度使いたいという渇望をコントロールできない状態	薬物依存
★★ 薬物依存を構成する3つの状態	精神依存，身体依存，耐性
★★ 身体依存を生じさせる中枢神経系抑制薬	大麻，モルヒネ，アルコール等
★ 薬物を大量摂取もしくは反復乱用することによる有害事象	薬物中毒

LECTURE 9-1 　**感染と炎症の病態** (p74)

微生物を排除するために人体に備わっているシステム（系）	自然免疫
感染から逃れるために生じる最初の生体応答	炎症反応
★★ 炎症によって生じる発赤・熱感・腫脹・疼痛の総称	炎症の四徴候

LECTURE 9-2 　**感染症治療薬の作用機序と注意事項** (p76)

病原体が人体に侵入・増殖することで，発熱等さまざまな症状が現れる状態	感染症
★ 感染症治療薬の作用機序	感染症の原因となる病原体を死滅，あるいは増殖を抑制して感染症を治療する
感染症治療薬のような作用機序をもつ薬を，「対症療法薬」に対して何とよぶか	原因療法薬
抗菌薬に対して抵抗性をもつ菌	薬剤耐性菌

LECTURE 9-3 　**炎症反応と抗炎症薬** (p78)

★ 炎症反応の進展において特に重要な役割を担っている生理活性物質	プロスタグランジン，炎症性サイトカイン
炎症性サイトカインの役割	炎症反応をさまざまに修飾・進展させる
★ 抗炎症薬の分類（2種類）	ステロイド性抗炎症薬，非ステロイド性抗炎症薬

LECTURE 9-4 　**抗炎症薬の効果と有害作用** (p80)

非ステロイド性抗炎症薬の効果	鎮痛作用，解熱作用
★★ 非ステロイド性抗炎症薬の代表的な有害作用	胃腸障害
ステロイド性抗炎症薬の効果	炎症性サイトカインの産生抑制や免疫担当細胞・炎症性細胞の機能抑制等，幅広く強力な抗炎症作用を現す
★★ ステロイド性抗炎症薬の有害作用	糖尿病の悪化，骨粗鬆症や消化性潰瘍の誘発等

LECTURE 10-1 主な神経疾患とその発症機序 (p82)

★ 血栓により脳の血管の一部が細くなったり詰まったりすることにより脳に障害が生じる疾患	脳梗塞
アテローム性脳梗塞では何が原因で血栓がつくられるか	動脈硬化 (アテローム硬化)
心原性脳塞栓症では何が原因で塞栓を起こすか	心臓疾患により心臓でつくられた血栓が血流で脳に運ばれて脳血管を詰まらせる
ラクナ梗塞ではどこが詰まるか	脳深部の細い動脈 (穿通枝)
血液不足によって死んでしまった脳細胞の周辺にある，死には至っていないが血流不足による機能障害が生じている領域	ペナンブラ領域
脳梗塞発症から4.5時間以内であれば投与される，血栓を溶かす薬	t-PA (アルテプラーゼ)
アテローム性脳梗塞に使用される薬	抗血小板薬
★★ 塞栓性脳梗塞に使用される薬	抗凝固薬

LECTURE 10-2 神経疾患の治療薬 (p84)

脳内で不足するとパーキンソン病を発症する物質	ドパミン
★ パーキンソン病の4大症状	無動，振戦，筋強剛，姿勢保持障害
パーキンソン病治療において内服薬で補充する物質	ドパミン

LECTURE 10-3 薬物によって生じる運動機能障害 (p86)

不眠症で処方される薬	催眠薬
薬の効果が翌日までもち越すこと	もち越し効果
催眠薬の服用により生じるおそれのある運動障害	ふらつき，転倒
気管支喘息患者で気管支を拡げるために使われる薬	β_2受容体刺激薬
β_2受容体刺激薬の服用により生じるおそれのある運動障害	振戦
妄想や幻覚等が生じる統合失調症患者に使われる薬	ドパミン受容体遮断薬
ドパミン受容体遮断薬の服用により生じるおそれのある運動障害	パーキンソン症候群
★ パーキンソン病患者がレボドパを服用した際に生じるおそれのある運動障害	不随意運動 (ジスキネジア)

LECTURE 10-4 運動機能障害を有する患者への服薬指導 (p88)

脳卒中片麻痺，関節リウマチ，パーキンソン病等で手指が思うように動かない患者，抗がん剤服用で爪の変形や炎症による痛みを有する患者にとって困難な服薬動作	錠剤をシートから取り出す動作，袋の開封，点眼

LECTURE 11-1 　主な精神疾患とその発症機序 (p90)

統合失調症の発症時期	思春期から青年期
★★ 統合失調症の主な症状	幻覚，妄想等 (陽性症状)，感情鈍麻等 (陰性症状)，言語性記憶障害等 (認知機能障害)
うつ病の生涯有病率と男女比	17%，男性：女性＝1：2
★★ うつ病の平均発症年齢	40歳前後
うつ病の主な症状	抑うつ気分，不眠，食欲低下等
★★ アルツハイマー病の症状	認知機能低下，見当識障害等 (中核症状)，物盗られ妄想，抑うつ (行動・心理症状)
★★ アルツハイマー病の発症機序	老人斑と神経原線維変化による脳神経細胞の脱落
★★ 血管性認知症の症状	認知機能低下等 (中核症状)，自発性低下，抑うつ，情動失禁等 (行動・心理症状)
★★ 血管性認知症の発症機序	脳血管障害による脳組織の損傷
★★ MCI (軽度認知障害) の有病率	約15% (500万人)

LECTURE 11-2 　精神疾患の治療薬 (p92)

統合失調症に使用される主な治療薬	抗精神病薬
★★ うつ病やパニック障害で使用される主な治療薬	抗うつ薬
認知症に使用される主な治療薬	抗認知症薬

LECTURE 11-3 　精神疾患治療薬の有害反応 (p94)

★★ 統合失調症に使用される第二世代 (非定型) 抗精神病薬の主な有害反応	代謝異常，体重増加 (稀に悪性症候群)
★★ うつ病に使用される三環系抗うつ薬の主な副作用 (3つ)	
①抗コリン作用	口渇，悪心・嘔吐，便秘等
②α_1受容体拮抗作用	起立性低血圧，めまい等
③抗ヒスタミン作用	眠気，倦怠感等

LECTURE 11-4 　薬物によって生じる精神障害 (p96)

ドパミン作動薬によって生じる精神症状	幻覚，せん妄
抗コリン薬によって生じる精神症状	不安，焦燥，幻覚妄想状態，せん妄等
非ステロイド性抗炎症薬によって生じる精神症状	眠気，めまい，興奮
★★ 抗酒薬服用後，アセトアルデヒド濃度が上昇することで生じる不快な反応	悪心・嘔吐，頭痛，動悸，顔面紅潮，呼吸困難

LECTURE 12-1 主な循環器系疾患とその発症機序 (p98)

動脈血管内を流れる血液が血管の内壁を押す力	血圧
血圧が高くなる病態や血圧が高い状態を総称する疾患	高血圧
高血圧のうち約9割を占める，原因が明らかでない高血圧	本態性高血圧
本態性高血圧の原因	遺伝・環境要因により生体の血圧調整機構に変化や異常が起こり，血圧上昇をきたす
心筋に酸素や栄養を供給する血管	冠動脈
★ 冠動脈が狭まって一時的に心筋への酸素の供給が欠乏し，胸部に圧迫感・痛みを生じる状態	狭心症
心臓の収縮と拡張の繰り返しをつかさどる電気回路	刺激伝導系
★ 刺激伝導系の規則性が正常ではなくなった状態	不整脈

LECTURE 12-2 高血圧症治療薬とその有害作用 (p100)

★★ 高血圧症治療薬 (4種類)	利尿薬，交感神経抑制薬，血管拡張薬，RAA系抑制薬

LECTURE 12-3 狭心症治療薬とその有害作用 (p102)

狭心症の治療薬 (3種類)	硝酸薬，カルシウム拮抗薬，β遮断薬
★★ 代表的な硝酸薬	ニトログリセリン，硝酸イソソルビド
★ 硝酸薬の有害作用	頭痛，動悸，低血圧

LECTURE 12-4 不整脈治療薬とその有害作用 (p104)

脈が速くなる不整脈	頻脈性不整脈
脈が遅くなる不整脈	徐脈性不整脈
徐脈性不整脈に対する治療で植込みが行われるもの	人工ペースメーカー
心筋細胞の電気活動の抑制方法の違いにより不整脈治療薬を4群に分ける分類	ボーン-ウィリアムス分類
不整脈治療薬 (I群) の有害作用	心機能抑制，血圧低下，口渇・視力障害等
不整脈治療薬 (II群) の有害作用	徐脈，心機能抑制，糖尿病患者での血糖上昇
不整脈治療薬 (III群) の有害作用	肺障害，肝障害，新たな不整脈
不整脈治療薬 (IV群) の有害作用	心機能抑制

LECTURE 13 - 1 **痛みの種類と痛覚** (p106)

主なペインスケール (3つ)

★★	①全く痛みがない状態を「0」，イメージできる一番ひどい痛みを「10」とする	数値評価スケール (NRS)
★★	②顔の表情を描いたイラストで今の痛みがどの絵に近いかを示す	フェイススケール
★★	③10cmの直線のうち今の痛みがどの位置であるか指差す	視覚アナログスケール (VAS)
★★	痛みの原因による分類 (3つ)	
	①外部からの痛みの刺激による痛み	侵害受容性疼痛
	②神経の障害や圧迫による痛み	神経障害性疼痛
	③不安等の心の問題で生じる痛み	心因性疼痛

LECTURE 13 - 2 **侵害受容性疼痛** (p108)

	侵害刺激 (3種類)	機械的刺激，化学的刺激，熱刺激
	発痛物質 (5つ)	ブラジキニン，ヒスタミン，プロスタグランジン，セロトニン，サイトカイン
★★	侵害受容器を有する神経線維のうち，神経伝導速度が速いほう	Aδ線維 (有髄線維)

LECTURE 13 - 3 **神経障害性疼痛** (p110)

	中枢性の神経障害性疼痛の主な原因	脳卒中，脊髄損傷等の中枢神経障害
★★	脱髄により，刺激がなくても痛みが生じ，皮膚を触るだけで激しい痛みを感じる状態	アロディニア
★★	非侵害刺激で焼けつくような痛みを感じ，鎮痛剤が無効な痛み	視床痛

LECTURE 13 - 4 **鎮痛に用いられる薬物** (p112)

	一般的な痛みに用いられる薬物 (2つ)	非ステロイド性抗炎症薬 (NSAIDs)，アセトアミノフェン
★	NSAIDsの主な副作用	胃腸障害，腎機能障害等
	アセトアミノフェンの重篤な副作用	過剰投与による肝障害
★	オピオイド鎮痛薬の3大副作用	悪心・嘔吐，便秘，眠気
	オピオイド鎮痛薬に抵抗性を示す痛みに使う薬剤 (総称)	鎮痛補助薬
★★	がん患者へのオピオイド鎮痛薬の使用法	決められた時間ごとの服用 (定時投与)

LECTURE 14-1 代謝性疾患治療薬とその有害作用 (p114)

糖尿病治療薬の有害作用

①インスリン，スルホニルウレア薬	低血糖
②すべての糖尿病治療薬	肝障害
③チアゾリジン薬	浮腫，心不全
④α-グルコシダーゼ阻害薬	消化器症状
⑤ビグアナイド薬	乳酸アシドーシス
⑥GLP-1受容体作動薬，イメグリミン	胃腸障害
⑦SGLT2阻害薬	尿路感染，性器感染，脱水
脂質異常症治療薬の最も注意すべき有害作用	横紋筋融解症
★ 高尿酸血症治療薬の有害作用	劇症肝炎，尿路結石，胃腸障害

LECTURE 14-2 血液凝固抑制薬とその有害作用 (p116)

血液の凝固を抑制する薬 (2種類)

★★ ①血液を固めるフィブリンの生成を防ぐワルファリン等	抗凝固薬
②血小板が集まって固まることを防ぐアスピリン等	抗血小板薬
★★ 静脈血栓塞栓症に用いられる薬	抗凝固薬
抗凝固薬の有害作用	出血傾向，肝機能障害
★ ワルファリンの作用を低下させる食品	ビタミンKを含む食品 (納豆，クロレラ，ほうれん草等)
抗血小板薬の有害作用	出血傾向，肝機能障害

LECTURE 14-3 眠りの機序と催眠薬 (p118)

規則正しい睡眠を支える2つの機序	睡眠欲求，覚醒力
★ 就寝1〜2時間前に分泌される，睡眠を促すホルモン	メラトニン
覚醒作用をもつホルモン	副腎皮質ホルモン
★★ 起床困難や日中に過度の眠気を生じ，社会生活が著しく障害される疾患	睡眠相後退症候群

LECTURE 14-4 催眠薬の有害作用 (p120)

催眠薬の重大な副作用	薬物依存，精神症状，呼吸抑制，もうろう状態，肝機能障害等
催眠薬の代表的な有害作用 (6つ)	早期覚醒，前向性健忘，もち越し効果，筋弛緩作用，反跳性不眠，奇異反応

PT・OT国家試験過去問題

p135〜144では，本書で学んだ内容（薬理学・臨床薬理学）を学ぶ前提となる内容，発展的内容から広く関連する過去問題をPT・OTでは10年分，STでは8年分掲載している．

第54〜58回の出題数

総　計：37問
毎年平均：7.4問
PT専門：0.6問
OT専門：1.6問
専門基礎：5.2問

第54〜58回の頻出領域

感染・炎症の制御と薬物療法から9問→CHAPTER 9
疼痛の制御と薬物療法から9問→CHAPTER 13
精神疾患の薬物療法から7問→CHAPTER 11
薬物依存と耐性から3問→CHAPTER 8
血液凝固抑制薬とその有害作用から3問→CHAPTER 14

CHAPTER 3

腎臓の機能で正しいのはどれか．**2つ選べ．**
1. 体温の調節
2. 尿量の調節
3. 血漿量の調節
4. 白血球数の調節
5. 概日リズムの調節

解答　2，3
(49回・専門基礎・午前67)　LECTURE 3-3

肝炎について正しいのはどれか．
1. A型肝炎の慢性化率は約20％である．
2. B型肝炎ワクチンは感染の予防に有効である．
3. C型肝炎のキャリアはHCV抗原が陽性である．
4. 慢性肝炎の原因ウイルスで最も多いのはB型である．
5. 慢性肝炎においては急性増悪期を過ぎても運動制限を行う．

解答　2
(53回・専門基礎・午後94)　LECTURE 3-4

CHAPTER 4

神経筋接合部における神経伝達物質はどれか．
1. ノルアドレナリン
2. アセチルコリン
3. アドレナリン
4. セロトニン
5. ドパミン

解答　2
(55回・専門基礎・午後62)　LECTURE4-1

神経筋接合部の神経伝達物質はどれか．
1. ドパミン
2. セロトニン
3. アドレナリン
4. γアミノ酪酸
5. アセチルコリン

解答　5
(51回・専門基礎・午前63)　LECTURE 4-1

CHAPTER 7

高齢者への薬物療法で正しいのはどれか．
1. 加齢に伴い有害事象が多くなる．
2. 高齢者は有害事象が重症化しない．
3. 1回投与量が多いほど治療効果が高い．
4. 服薬歴は現在の身体機能に影響しない．
5. 服薬数の増加は有害事象の要因にならない．

解答　1
(58回・OT専門・午後34)　LECTURE 7-2

ワルファリンの作用を減弱させるのはどれか．
1. ビタミンA
2. ビタミンB1
3. ビタミンC
4. ビタミンE
5. ビタミンK

解答　5
(58回・専門基礎・午前85)　LECTURE 7-4

CHAPTER 8

精神作用物質使用による精神障害について正しいのはどれか.

1. 幻覚が必発する.
2. アルコールは耐性を生じない.
3. モルヒネは身体依存を生じる.
4. 医薬品によるものは含まれない.
5. 急激な精神作用物質の摂取で離脱症状が生じる.

解答　3

(55回・OT専門・午後40)　LECTURE8-4

依存性薬物で重篤な離脱症状がみられるのはどれか. **2つ選べ.**

1. 大　麻
2. 覚醒剤
3. コカイン
4. モルヒネ
5. ベンゾジアゼピン系薬剤

解答　4, 5

(54回・OT専門・午前42)　LECTURE 8-4

ベンゾジアゼピン系睡眠薬の依存について正しいのはどれか.

1. 中高年者にはみられない.
2. 身体依存は形成されない.
3. 離脱症状としてせん妄がある.
4. 常用量であれば依存は形成されない.
5. 作用時間の長い薬剤の方が依存を形成しやすい.

解答　3

(53回・専門基礎・午前98)　LECTURE 8-4

CHAPTER 9

急性炎症と比較した場合の慢性炎症の特徴はどれか.

1. 局所の浮腫
2. 白血球の集積
3. フィブリン析出
4. 毛細血管の退縮
5. 血管透過性の亢進

解答　4

(56回・専門基礎・午後76)　LECTURE9-1

炎症と原因の組合せで誤っているのはどれか.

1. 外　傷 ——— 物理的原因
2. 日　光 ——— 物理的原因
3. 寄生虫 ——— 生物学的原因
4. 放射線 ——— 化学的原因
5. アルカリ ——— 科学的原因

解答　4

(56回・専門基礎・午後87)　LECTURE9-1

急性炎症と比較した場合の慢性炎症の特徴はどれか.

1. 血管内皮細胞の損傷
2. 血漿蛋白の滲出
3. 好中球の集積
4. サイトカインの分泌
5. 組織の線維化

解答　5

(52回・専門基礎・午前76)　LECTURE9-1

急性炎症の初期にみられるのはどれか.

1. 乾酪化
2. 線維化
3. 血管新生
4. 好中球遊走
5. 肉芽組織形成

解答　4

(51回・専門基礎・午後75)　LECTURE 9-1

院内感染対策として適切でないのはどれか.

1. 二次感染の防止
2. 感染経路の把握
3. ガウンテクニック
4. 抗菌薬の予防的投与
5. 院内ガイドラインの作成

解答　4

(50回・専門基礎・午後82)　LECTURE 9-2

非ステロイド性抗炎症薬の副作用として正しいのはどれか.

1. 胃潰瘍
2. 多幸感
3. 低血糖
4. 骨粗鬆症
5. 中心性肥満

解答　1

(57回・専門基礎・午前77)　LECTURE9-4

ステロイド薬の長期投与によって生じやすいのはどれか.

1. 腎不全
2. 低血圧
3. 骨粗鬆症
4. 体重減少
5. 高カリウム血症

解答　3

(55回・専門基礎・午後77)　LECTURE9-4

創傷治癒を遅延させるのはどれか.

1. 亜　鉛
2. アミノ酸
3. 酸　素
4. ビタミンC
5. 副腎皮質ステロイド

解答　5

(54回・専門基礎・午後78)　LECTURE 9-4

38歳の女性. 性格は几帳面, 完全主義. 仕事仲間との関係性に悩んでいた. そうした中, 浮腫を自覚したため内科を受診したところネフローゼ症候群と診断され, 副腎皮質ステロイド薬の投与が開始された. 投薬開始1か月後から蛋白尿は消失したが, 「何事にも興味が湧かない」などの言葉が聞かれるようになり, 趣味のコーラスもやめてしまった.
今後検討すべき治療方針として, 最も優先順位が高いのはどれか.

1. 家族療法
2. 音楽療法
3. 精神分析療法
4. 抗うつ薬による薬物療法
5. 副腎皮質ステロイド薬の調整

解答　5

(53回・OT専門・午後13)　LECTURE9-4

非ステロイド性抗炎症薬 (NSAIDs) の副作用として正しいのはどれか.

1. 胃潰瘍
2. 低血糖
3. 多幸感
4. 骨粗鬆症
5. 中心性肥満

解答　1

(53回・専門基礎・午前78)　LECTURE 9-4, 13-4

CHAPTER 10

抗凝固薬はどれか.

1. レボドパ
2. ビタミンK
3. アドレナリン
4. バクロフェン
5. ワルファリン

解答　5

(51回・専門基礎・午後78)　LECTURE 10-2, 14-2

抗Parkinson病薬の長期投与によって生じうる症状として**誤っている**のはどれか.

1. 高血圧
2. On-off現象
3. 精神症状の出現
4. Wearing-off現象
5. 不随意運動の増強

解答 1

(49回・専門基礎・午前84) LECTURE 10-2

気管支喘息の治療薬はどれか.

1. β遮断薬
2. アスピリン
3. ステロイド
4. フロセミド
5. マクロライド系抗菌薬

解答 3

(58回・専門基礎・午後94) LECTURE 10-3

CHAPTER 11

成人期中期に発症しやすいのはどれか.

1. うつ病
2. 統合失調症
3. 血管性認知症
4. 社交不安障害
5. 神経性無食欲症

解答 1

(57回・専門基礎・午前79) LECTURE11-1

我が国の65歳以上の高齢者における軽度認知障害〈MCI〉の有病率として適切なのはどれか.

1. 5%
2. 15%
3. 35%
4. 50%
5. 70%

解答 2

(56回・専門基礎・午前96) LECTURE11-1

疾患と症状の組合せで正しいのはどれか.

1. Alzheimer型認知症 ——— パーキンソニズム
2. 血管性認知症 ——— 情動失禁
3. 進行性核上性麻痺 ——— 他人の手徴候
4. 大脳皮質基底核変性症 ——— 幻 視
5. Lewy小体型認知症 ——— アテトーゼ

解答 2

(56回・専門基礎・午後98) LECTURE11-1

統合失調症に特徴的な思考の障害はどれか.

1. 思考が緩徐でうまく進まない.
2. 思考の進行が突然遮断され,会話が停止する.
3. まわりくどく,要領よく思考目標に到達できない.
4. 観念の間に論理的な関連がなく,意識の混濁を伴う.
5. 観念が次々に沸き起こるが,つながりは表面的で目標から外れていく.

解答 2

(55回・専門基礎・午前97) LECTURE11-1

うつ病に起こりやすい思考障害はどれか.

1. 迂 遠
2. 観念奔逸
3. 思考制止
4. 思考途絶
5. 滅裂思考

解答 3

(54回・専門基礎・午前96) LECTURE 11-1

統合失調症の患者が「不気味な何かが起こりそうだ」と不安緊迫感を訴えた.この症状はどれか.

1. 考想伝播
2. 作為体験
3. 妄想気分
4. 妄想知覚
5. 連合弛緩

解答 3

(54回・専門基礎・午後96) LECTURE 11-1

疾患と病変の組合せで正しいのはどれか.
1. Lewy小体型認知症 ———— 白質の病変
2. Alzheimer型認知症 ———— アミロイドの沈着
3. 血管性認知症 ———— 黒質の神経細胞脱落
4. 大脳皮質基底核変性症 ———— 運動ニューロン病変
5. 前頭側頭型認知症 ———— 大脳皮質の腫大神経細胞

解答　2
(52回・専門基礎・午後97)　LECTURE 11-1

パニック障害の薬物療法で用いられるのはどれか.
1. 抗うつ薬
2. 抗精神病薬
3. 気分安定薬
4. 抗てんかん薬
5. 中枢神経刺激薬

解答　1
(54回・専門基礎・午前100)　LECTURE11-2

抗コリン薬の作用で生じにくいのはどれか.
1. 尿　閉
2. 便　秘
3. 流　涎
4. せん妄
5. めまい

解答　3
(56回・専門基礎・午後78)　LECTURE11-3

向精神薬内服中の精神疾患患者に錐体外路症状,無月経,体重増加,起立性低血圧が同時にみられた.最も疑われる原因薬剤はどれか.
1. 抗酒薬
2. 抗うつ薬
3. 抗不安薬
4. 抗精神病薬
5. 抗てんかん薬

解答　4
(55回・OT専門・午後41)　LECTURE11-3

メタボリックシンドロームの改善を目的とした統合失調症患者の評価で優先すべきなのはどれか.
1. 睡眠状態
2. 対人関係
3. 入浴状況
4. 認知機能
5. 服薬内容

解答　5
(55回・OT専門・午前45)　LECTURE11-3

アルコール依存症患者への抗酒薬に期待できる効果はどれか.
1. 不眠の改善
2. 不安感の軽減
3. 離脱症状の緩和
4. 飲酒に対する嫌悪
5. 幻覚妄想状態の改善

解答　4
(51回・OT専門・午後45)　LECTURE 11-4

CHAPTER 12
β遮断薬服用中患者の運動負荷量決定に最も適している指標はどれか.
1. PCI
2. Borg指数
3. karvonen法
4. 安静時心拍数
5. 最大予測心拍数

解答　2
(55回・専門基礎・午後91)　LECTURE12-2

狭心症について正しいのはどれか.
1. 強い胸痛が30分以上継続する.
2. 心エコーでは発作時にも異常は認めない.
3. 不安定狭心症は心筋梗塞には移行しない.
4. 負荷心電図におけるST上昇が特徴的である.
5. 薬物療法としてニトログリセリンが用いられる.

解答　5
(56回・専門基礎・午後92)　LECTURE12-3

心房細動に対する治療として**誤っている**のはどれか.

1. β遮断薬
2. 抗凝固薬
3. 電気的除細動
4. アブレーション
5. ニトログリセリン

解答　5

(57回・専門基礎・午前94)　LECTURE 12-4

CHAPTER 13

疼痛検査に用いるのはどれか．2つ選べ.

1. face scale
2. GCS
3. mRS
4. MTS〈Modified Tardieu Scale〉
5. NRS

解答　1，5

(57回・PT専門・午後35)　LECTURE13-1

痛みの種類について正しいのはどれか．2つ選べ.

1. 侵害受容性疼痛は器質的疾患に多い.
2. 心因性疼痛は多くの要因が複雑に関与する.
3. 神経障害性疼痛は非ステロイド性抗炎症薬が効果的である.
4. 侵害受容性疼痛は痛み感覚の神経経路が障害され支配領域に痛みを感じる.
5. 神経障害性疼痛は末梢の受容器が熱や機械的刺激で活性化し痛みを感じる.

解答1，2

(57回・OT専門・午後23)　LECTURE13-1

NRS (numerical rating scale) で正しいのはどれか.

1. 順序尺度である.
2. 10段階で評価する.
3. 疼痛の性質を評価する.
4. 患者間の比較に有効である.
5. 幼児の疼痛評価に使用される.

解答　1

(54回・PT専門・午後27)　LECTURE 13-1

疼痛の評価に用いられるのはどれか．**2つ選べ.**

1. face scale
2. MAS
3. SLTA
4. VAS
5. WCST

解答　1，4

(54回・PT専門・午後36)　LECTURE 13-1

痛みの評価について正しいのはどれか.

1. VASで痛みの強さを評価する.
2. フェイス・スケールで痛みの部位を評価する.
3. Abbey pain scaleは質問紙による評価である.
4. NRS (numerical rating scale) で痛みの性状を評価する.
5. STAS-J (Japanese version of the support team assessment schedule) で痛みの経過を評価する.

解答　1

(53回・OT専門・午前27)　LECTURE 13-1

痛みとして灼熱感を生じるのはどれか.

1. Lhermitte 徴候
2. Morley テスト
3. 緊張型頭痛
4. Tinel 徴候
5. 視床痛

解答　5

(57回・専門基礎・午後89)　LECTURE13-3

視床痛について正しいのはどれか.

1. CRPS〈複合性局所疼痛症候群〉typeIに分類される.
2. 発症頻度は脳卒中患者の30％程度である.
3. 脳卒中発症直後に生じる症例が多い.
4. 鎮痛剤は無効であることが多い.
5. 手部に腫脹を伴う.

解答　4

(56回・専門基礎・午前87)　LECTURE13-3

視床痛で正しいのはどれか.
1. CRPS〈複合性局所疼痛症候群〉I型に分類される.
2. 脳卒中発症直後から出現する.
3. 聴覚刺激で疼痛が緩和する.
4. 非侵害刺激で疼痛を感じる.
5. Lhermitte 徴候がみられる.

解答　4

(55回・専門基礎・午前87)　LECTURE13-3

視床出血の発症後2か月で患側上肢にアロディニアを認める. 発症要因はどれか.
1. 中枢神経系の可塑的変化
2. 上肢屈筋群の筋緊張の亢進
3. 肩関節周囲筋への運動の過負荷
4. 腱板部分断裂による炎症
5. 肘関節の拘縮変形

解答　1

(50回・PT専門・午前25)　LECTURE 13-3

がんのリハビリテーションの緩和期の対応で正しいのはどれか.
1. 余命延長が目的である.
2. 骨転移があれば安静臥床とする.
3. 鎮痛薬は時刻を決めて規則的に使用する.
4. 余命3か月未満と診断された後開始する.
5. PS (Performance Status) 4では運動中止とする.

解答　3

(57回・OT専門・午後36)　LECTURE13-4

CHAPTER 14

廃用症候群における症状と治療の組合せで正しいのはどれか.
1. 筋萎縮 —————— 装具固定
2. 骨萎縮 —————— 機能的電気刺激
3. 下腿浮腫 —————— 安静保持
4. 起立性低血圧 —————— 塩分制限
5. 深部静脈血栓症 —————— 抗凝固療法

解答　5

(57回・OT専門・午前37)　LECTURE14-2

抗凝固薬はどれか.
1. レボドパ
2. ビタミンK
3. アドレナリン
4. バクロフェン
5. ワルファリン

解答　5

(51回・専門基礎・午後78)　LECTURE 14-2

病態と薬物療法の組合せで正しいのはどれか.
1. 肩手症候群 —————— 免疫グロブリン製剤
2. 視床痛 —————— A型ボツリヌス毒素製剤
3. 症候性てんかん ——— 抗血小板薬
4. 深部静脈血栓症 ——— 抗凝固薬
5. 夜間せん妄 ——— 睡眠導入薬

解答　4

(49回・専門基礎・午前82)　LECTURE 14-2

睡眠・覚醒のパターンを記録する睡眠日誌(睡眠表)の記載が最も有用なのはどれか.
1. 原発性不眠症
2. ナルコレプシー
3. 睡眠相後退症候群
4. レム睡眠行動障害
5. 閉塞性睡眠時無呼吸障害

解答　3

(57回・専門基礎・午前98)　LECTURE14-3

概日リズムの障害による疾患はどれか.
1. 睡眠時遊行症
2. ナルコレプシー
3. 睡眠相後退症候群
4. むずむず脚症候群
5. レム睡眠行動障害

解答　3

(55回・専門基礎・午前100)　LECTURE14-3

ST国家試験過去問題

第20〜25回の出題数

総　数：**12**

毎年平均：**2.4問**

第20〜25回の頻出領域

主な精神疾患の症状から3問→CHAPTER 11

抗精神病薬の副作用から2問→CHAPTER 11

上記以外にも，口腔粘膜の消毒薬，口腔乾燥を生じる薬，顎骨壊死に関連する薬等から広く出題されている．

CHAPTER 3

生ワクチンでないのはどれか．

a. 麻疹ワクチン
b. 風疹ワクチン
c. 日本脳炎ワクチン
d. インフルエンザワクチン
e. BCG

1. a, b
2. a, e
3. b, c
4. c, d
5. d, e

解答　4

（25回・ST国試・午前8）　LECTURE 3-4

CHAPTER 4

口腔乾燥を生じるのはどれか．

a. 抗うつ薬
b. 利尿薬
c. 鎮咳薬
d. 抗血栓薬
e. 骨粗鬆症治療薬

1. a, b, c
2. a, b, e
3. a, d, e
4. b, c, d
5. c, d, e

解答　1

（24回・ST国試・午後17）　LECTURE4-1

CHAPTER 6

連結する血管の組合せで正しいのはどれか．

1. 左心房 ——— 大動脈
2. 左心室 ——— 肺静脈
3. 右心房 ——— 肺動脈
4. 右心室 ——— 大静脈
5. 肝　臓 ——— 門　脈

解答　5

（19回・ST国試・午前4）　LECTURE 6-2

CHAPTER 9

高血圧の治療について誤っているのはどれか．

1. 減塩食
2. 運　動
3. 降圧薬
4. 利尿薬
5. 副腎皮質ホルモン

解答　5

（19回・ST国試・午後5）　LECTURE 9-4

CHAPTER 10

パーキンソン病でみられない症状はどれか．

1. 嗅覚障害
2. 前傾姿勢
3. すくみ足
4. 仮面様顔貌
5. 腱反射の亢進

解答　5

（25回・ST国試・午前15）　LECURE 10-1

心原性脳塞栓症の塞栓源で最も多いのはどれか.

1. 心筋症
2. 心筋梗塞
3. 心房細動
4. 心臓腫瘍
5. 卵円孔開存

解答　3

(23回・ST国試・午前14)　LECTURE10-1

各部位と主な神経伝達物質との組合せで正しいのはどれか.

1. 青斑核 ——————— アセチルコリン
2. 縫線核 ——————— ノルアドレナリン
3. 交感神経節後線維 ——— セロトニン
4. 副交感神経節後線維 —— グルタミン酸
5. 黒質 ——————— ドパミン

解答　5

(20回・ST国試・午前3)　LECTURE 10-1

発症3時間の中大脳動脈閉塞に最も考慮すべき治療はどれか.

1. 脳保護療法
2. 抗浮腫療法
3. 抗血栓薬療法
4. 血栓溶解療法
5. 血栓回収療法

解答　4

(24回・ST国試・午前14)　LECTURE10-2

非弁膜症性心房細動での脳塞栓の再発予防で最も有効な治療薬はどれか.

1. 降圧薬
2. 抗凝固薬
3. 強心薬
4. 血栓融解薬
5. 抗不整脈薬

解答　2

(19回・ST国試・午前14)　LECTURE 10-2

CHAPTER 11

うつ病の特徴について**誤っている**のはどれか.

a. 女性より男性で生涯有病率が高い.
b. 不安症との合併はまれである.
c. 自殺は男性に多い.
d. 身体疾患をもっている患者では有病率が高い.
e. 朝方に調子が悪いことが多い.

1. a, b
2. a, e
3. b, c
4. c, d
5. d, e

解答　1

(25回・ST国試・午後9)　LECTURE 11-1

統合失調症について正しいのはどれか.

a. 生涯罹患率は約0.85%（0.5〜1%）である.
b. 発症頻度に性差はない.
c. 患者の70〜80%は30歳以降に発病する.
d. 健常者と比べて長寿である.
e. 病因の一つとして中枢のドパミン減少仮説がある.

1. a, b
2. a, e
3. b, c
4. c, d
5. d, e

解答　1

(23回・ST国試・午後8)　LECTURE11-1

レビー小体型認知症に比べ，アルツハイマー型認知症でより多くみられる症状はどれか.

1. 幻視
2. 物盗られ妄想
3. レム睡眠行動異常
4. パーキンソン症状
5. 認知機能の変動

解答　2

(21回・ST国試・午前15)　LECTURE 11-1

抗精神病薬による錐体外路症状でないのはどれか.
1. 筋強剛
2. 眼球上転発作
3. 舌突出
4. めまい
5. 着座不能

解答　4

(24回・ST国試・午後8)　LECTURE11-3

せん妄について**誤っている**のはどれか.
1. 急に症状が現れる.
2. 錯覚や幻覚がみられる.
3. 興奮した言動がみられる.
4. 見当識の障害がみられる.
5. 病状が不可逆的に進行する.

解答　5

(20回・ST国試・午後8)　LECTURE 11-4

口部ジスキネジアで正しいのはどれか.
1. 睡眠中に出現することが多い.
2. 抗精神病薬の長期投与によって出現しやすい.
3. 思春期に発生することが多い.
4. 舌の疼痛を伴う.
5. 舌に限局した動きである.

解答　2

(21回・ST国試・午後16)　LECTURE 11-3

CHAPTER 13

神経について**誤っている**のはどれか.
1. 運動神経終末からアセチルコリンが放出される.
2. 有髄線維は無髄線維より神経伝達速度が遅い.
3. 脊髄感覚神経は後根を通る.
4. 閾値を超えると脱分極が生じる.
5. 静止膜電位はマイナスである.

解答　2

(18回・問題5)　LECTURE 13-2

文献一覧

CHAPTER7

1) 吉尾　隆・他(編)：薬物治療学　改訂7版. pp2-6, 南山堂, 2018.
2) 日本老年医学会：高齢者の安全な薬物療法ガイドライン　2015. 日本老年医学会, 2015.
3) 浦部晶夫・他(編)：今日の治療薬　2018. 南江堂, 2018.
4) 山本勝彦, 山中克己：食と薬の相互作用　改訂版. 幸書房, 2014.
5) 日本医師会・他(監修)：健康食品・サプリメントと医薬品との相互作用事典. 同文書院, 2017.

CHAPTER 11

1) 尾崎紀夫・他(編)：標準精神医学　第8版. p304, pp539-542, 医学書院, 2021.
2) 吉尾　隆・他(編)：薬物治療学　改訂7版. pp519-535, 557-589, 南山堂, 2018.
3) 日本神経精神薬理学会：統合失調症薬物治療ガイドライン. 日本神経精神薬理学会, 2017.
4) 日本うつ病学会(監修)：大うつ病性障害・双極性障害治療ガイドライン. 日本うつ病学会, 2013.
5) 亀井浩行：統合失調症の薬物療法における薬剤師の役割. 医薬ジャーナル, 54(4)：1013-1018, 2018.
6) 髙橋三郎・大野　裕(監訳)：DSM-5-TR　精神疾患の診断・統計マニュアル. p25, 124, 医学書院, 2023.

CHAPTER 12

1) 河野千尋・平山武司・黒山政一：口腔内崩壊錠と舌下錠の製剤学的特徴〔特集・神経疾患治療薬の剤形と使い分け〕. Brain Medical, 26(2)：19-25, 2014.

CHAPTER 13

1) 能登真一・他(編)：標準作業療法学専門分野　作業療法評価学　第3版. p433, 医学書院, 2017.
2) 日本ペインクリニック学会：神経障害性疼痛薬物療法ガイドライン　改訂第2版. 真興交易医書出版部, 2016.

CHAPTER 14

1) 日本糖尿病学会(編著)：糖尿病治療ガイド2022-2023. pp59-77, 文光堂, 2022.
2) 厚生労働省：重篤副作用疾患別対応マニュアル(無顆粒球症). 平成19年6月.
3) 日本睡眠学会：睡眠薬の適正な使用と休薬のための診療ガイドライン. pp2-36, 2013.
4) 各種薬剤インタビューフォーム

索 引

和 文 索 引

あ

アイソザイム　54
アウグスベルガーの式　45
アゴニスト　28，42
アスピリン喘息　80
アセチルコリン　34
アセトアミノフェン　112
アテローム性脳梗塞　83
アナフィラキシーショック　48
アラキドン酸　78
アルコール依存症治療薬　97
アルブミン　60，62
アレルギー性肝障害　48
アロディニア　110
アンジオテンシン　37
アンタゴニスト　28，42

い

イオンチャネル　43
痛み　106
　　── の種類　106
　　── の伝導路　109
　　── の問診　107
一次侵害受容ニューロン　108
一過性前向性健忘　120
一般名　39
一般用医薬品　41
遺伝子組み換え技術　26
遺伝子多型　54
医薬品　25
医療用医薬品　41
インターフェロン　37
インターロイキン　37

う

うつ病　90，94
運動機能障害　88

え

エリスロポエチン　37
炎症　74
　　── の四徴候　74
　　── 反応　74，78
炎症性サイトカイン　78

お

オータコイド　36

オピオイド鎮痛薬　112

か

化学　11
化学仲介物質　78
化学物質　24
化学名　39
覚せい剤　72
核内受容体　28
カフェイン　64
カルシウム含有飲料　64
カルシウム拮抗薬　102
加齢　60
　　── による薬物動態の変化　60
肝機能障害　120
感染　74
感染症　32
　　── 治療薬　76
肝臓　30
　　── からの排泄　57
　　── での代謝　52
漢方薬　26

き

奇異反応　121
気管支喘息治療薬　86
拮抗薬　42
機能分子　22
吸収　50，52
　　── 過程での相互作用　62
急性炎症　75
牛乳　64
吸入投与　69
狭心症　98
　　── 治療薬　102
キレート　62
筋弛緩作用　120

く

薬　24
　　── が効きすぎる人　58
　　── の呼び名　38
　　── の投与設計　68
　　── の名付け　13
　　── の排泄　31
グレープフルーツ　55，64

け

経口投与　67，68
経皮投与　69
血液凝固抑制剤　70
　　── の有害作用　116
血管拡張薬　100
血中濃度　44，50
血中薬物濃度　50，58，69
ケミカルメディエーター　78
原因療法薬　32，76
研究・開発に取り組む薬剤師　29
健康食品　25
　　── との相互作用　64
幻肢痛　110

こ

抗HIV剤　71
抗悪性腫瘍剤　70
降圧薬　100
　　── の有害作用　100
抗うつ薬　92
抗炎症薬　78，79
　　── の有害作用　80
交感神経抑制薬　100
抗凝固薬　83
　　── の有害作用　116
抗凝固薬を服用している患者　117
抗菌薬　77
口腔乾燥が生じる薬　35
口腔乾燥症　35
口腔内に適用　67
高血圧　98
高血圧治療薬　100
　　── の分類　100
　　── を服用している患者　99
抗血小板薬　83
　　── の有害作用　116
甲状腺ホルモン　37
抗精神病薬　92
抗生物質　32
酵素　42
好中球　74
抗てんかん剤　70
高尿酸血症治療薬の有害作用　114
抗認知症薬　92
抗不整脈剤　70
高齢者　60

――への薬物投与　45
呼吸抑制　120
国家試験出題基準　15
骨粗鬆症　80
コリンエステラーゼ阻害薬　93

催奇形性　49
剤形　66
サイトカイン　36, 108
細胞　18, 19
細胞内シグナル分子　28
細胞膜受容体　28
催眠薬　86, 118
――の有害作用　120
作動薬　42
サプリメント　25
三環系抗うつ薬　93
三段階除痛ラダー　111

ジェネリック医薬品　40
視覚アナログスケール　106
ジギタリス製剤　70
糸球体ろ過　56
シクロオキシゲナーゼ　78
自助具　89
脂質異常症治療薬の有害作用　114
ジスキネジア　84, 87
自然免疫　74
指定規則　15
シトクロムP450　30, 54, 59
遮断薬　42
主作用　46
受容体　19, 28, 42, 58
循環器系疾患　98
循環器用薬　96
消化性潰瘍　80
硝酸薬　102
――の有害作用　102
小児の薬物投与量　27
小児用量　45
商品名　39
生薬製剤　67
初回通過効果　53
食間　68
食後　68
食前　68
食物との相互作用　64
ショック　120
処方箋　40
自律神経系　20
心因性疼痛　106

侵害刺激　106, 108
侵害受容器　106, 108
――と神経線維　109
侵害受容性疼痛　106, 108
神経因性疼痛　110
神経筋接合部　34
神経障害性疼痛　106, 110
神経伝達物質　34
心原性脳塞栓症　83
振戦　86
腎臓　30, 56
――からの排泄　57
人体　18
身体依存　73

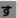

膵臓ホルモン剤　71
スイッチOTC医薬品　40
睡眠障害　118
数値評価スケール　106
スティーブンス・ジョンソン症候群　49
ステロイド性抗炎症薬　79, 81
――の有害作用　80
ステロイド誘発性精神障害　81

生化学　11
精神依存　73
精神疾患治療薬の有害反応　94
精神症状　84, 120
精神神経用薬　71
生体内機能分子　42
成長ホルモン　37
生物学的利用率　53
生理学　11
生理活性物質　18, 22, 28
舌下投与　68, 103
セロトニン　108
――・ドパミン受容体拮抗薬　92
――・ノルアドレナリン再取り込み阻害薬　93
前向性健忘　120
選択的セロトニン再取り込み阻害薬　93
穿通枝　82
セント・ジョーンズ・ワート　64
せん妄　60

早期覚醒　120
相互作用　62

組織　18

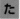

第一世代（定型）抗精神病薬　92
代謝　30, 50
――過程での相互作用　62
代謝性疾患治療薬の有害作用　114
対症療法薬　32
耐性　73
耐性黄色ブドウ球菌　26
第二世代（非定型）抗精神病薬　92
大麻　72
多元受容体標的化抗精神病薬　92
多剤併用　61
脱髄　110

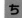

致死作用　45
致死量　45
注射投与　67, 68
中毒作用　45
中毒性表皮壊死融解症　49
中毒量　45
腸肝循環　57
調剤薬局　40
直腸内投与　68
治療薬物モニタリング　51
鎮痛　112
――剤の段階　111
――補助薬　113

痛覚　106

テオフィリン製剤　71
転写因子　28
天然由来の薬　26

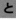

統合失調症　90, 94
――治療薬　86
糖尿病　80
糖尿病治療薬　114
――の有害作用　114
――を服用している患者　115
糖尿病用剤　71
動脈硬化　82
投与時期　68
ドパミン　34, 84, 85
――受容体遮断薬　86
――受容体部分作動薬　92
ドラッグストア　40

な

内分泌系　20
納豆　64

に

二次侵害受容ニューロン　108
尿細管再吸収　56
尿細管分泌　56
認知症　90，95
妊婦　71

ね

眠りの機序　118

の

脳梗塞　82
　── 治療薬　83
ノルアドレナリン　34
　── 作動性・特異的セロトニン
　　作動性抗うつ薬　93

は

パーキンソン症候群　86
パーキンソン病　84
　── に関連した薬剤　96
排泄　50
　── 過程での相互作用　63
ハイリスク薬　70
バソプレシン　37
白血球　74
反跳性不眠　121

ひ

ヒスタミン　37，108
非ステロイド性抗炎症薬　79，
　81，96
　── の有害作用　80
皮膚粘膜眼症候群　49
日和見感染症　76

ふ

フェイススケール　106
副作用　22，46
　── と有害反応　48
服薬指導　37，88
服薬に用いる自助具　89
不随意運動　84，87
不整脈　98
不整脈治療薬　104
　── の分類　104
　── の有害作用　104
　── を服用している患者　105

ブラジキニン　108
プラセボ効果　33
プロスタグランジン　37，78，
　108
ブロッカー　42
分布　50，52
　── 過程での相互作用　62

へ

ペインスケール　106
ペナンブラ領域　82

ほ

ボーン-ウィリアムス分類　104
補充療法薬　32
ホスホリパーゼA$_2$　78
ホメオスタシス　20
　── とその限界　21
ホルモン　36
　── 製剤　96

ま

麻薬　72
慢性炎症　75

む

無効量　45

め

免疫系　20
免疫抑制剤　70

も

もうろう状態　120
もち越し効果　86，120

や

薬学部　17
薬剤師　10，11，17，23，40
薬剤性腎障害　49
薬剤耐性菌　77
薬店　40
薬物　42
　── によって生じる運動機能障
　　害　86
　── によって生じる精神障害
　　96
　── によるアレルギー反応　48
　── の吸収　52
　── の血中濃度　50
　── の代謝　54
　── の排泄　56
　── の分布　52

　── 依存　72，120
　── 感受性　60
　── 代謝酵素　59，62
　── 中毒　73
　── 動態　58
　── 乱用　72
薬理学　10
薬力学　58
薬理作用　45
薬局　40

ゆ

有害作用　22
有害反応　48
　── の捉え方　41
有効量　45
輸送体　43

よ

用法　51
　── ・用量　44
用量　51
予防薬　32
四環系抗うつ薬　93

ら

ライエル症候群　49
ラクナ梗塞　83

り

リスクマネジメント　70
利尿薬　100
臨床薬理学　12

れ

レボドパ　84

わ

ワクチン　32

ギリシャ文字

β_2受容体刺激薬　86
β遮断薬　102
γ-アミノ酪酸　34

欧 文 索 引

A

ADME　50, 58
Aδ線維　109

C

CYP　30, 54, 59
C線維　109

G

GABA　34

M

MRSA　26

N

NMDA受容体拮抗薬　93
NRS　106
NSAIDs　80, 112

O

on-off現象　84

OTC医薬品　40

R

RAA系抑制薬　100

T

t-PA　82

W

wearing off現象　84

リハベーシック
薬理学・臨床薬理学　第2版　　　　ISBN978-4-263-26758-5

2020年 2 月 10 日　第 1 版第 1 刷発行
2022年 8 月 10 日　第 1 版第 5 刷発行
2024年 1 月 10 日　第 2 版第 1 刷発行

編　集　内　山　　　靖
　　　　藤　井　浩　美
　　　　立　石　雅　子
発 行 者　白　石　泰　夫
発行所　医歯薬出版株式会社
〒113-8612　東京都文京区本駒込1-7-10
TEL. (03) 5395-7628 (編集) ・ 7616 (販売)
FAX. (03) 5395-7609 (編集) ・ 8563 (販売)
https://www.ishiyaku.co.jp/
郵便振替番号 00190-5-13816

乱丁, 落丁の際はお取り替えいたします.　　　　　印刷・真興社／製本・皆川製本所